U0237742

中文翻译版

Atlas of Pelvic Anatomy and Gynecologic Surgery

盆腔解剖与妇产科手术图谱

原书第 4 版

下卷：其他相关妇科手术，内镜检查与内镜手术，变性手术

主　编　Michael S. Baggish

　　　　Mickey M. Karram

主　译　魏丽惠

科 学 出 版 社

北　京

图字：01-2017-4853 号

<h2 style="text-align:center">内 容 简 介</h2>

《盆腔解剖与妇产科手术图谱》是美国著名的妇产科专家 Michael S. Baggish 的著作，历经多次再版重修，并被译成多种文字，本书为第 4 版（中文版）。书中将盆腔解剖学与妇产科手术学结合，妇科手术学与相关的外科手术学结合，从局部解剖到手术步骤，以图片显示，辅以文字注释及讲解，由浅入深，内容广泛。全书分上、中、下三卷，内容几乎涵盖了妇产科所有的手术及所涉及的各个相关领域，是一部难得的、与妇产科手术相关的综合性国际精品专著。

第 4 版在第 3 版的基础上对 15 章的内容进行了修改，新增加 4 章和 100 多幅新插图，并对 200 幅原有插图进行了彩色化处理。本卷为下卷，分为第四篇、第五篇及第六篇。第四篇阐述其他相关妇科手术，包括下尿路手术操作、肠道手术、美容手术和乳腺手术；第五篇阐述内镜检查与内镜手术，包括宫腔镜、腹腔镜和膀胱尿道镜检查；第六篇阐述变性手术。下卷新增第 120 章（机器人妇科手术），重点介绍机器人手术操作技巧。

本书适合妇产科临床医师、普通外科医师、泌尿外科医师及乳腺外科医师、医学生等参考阅读。

图书在版编目（CIP）数据

盆腔解剖与妇产科手术图谱：原书第 4 版. 下卷，其他相关妇科手术、内镜检查与内镜手术／（美）迈克尔·S. 巴吉胥（Michael S. Baggish），（美）米基·M. 卡然（Mickey M. Karram）主编；魏丽惠主译. —— 北京：科学出版社，2019.1
书名原文：Atlas of Pelvic Anatomy and Gynecologic Surgery
ISBN 978-7-03-059469-3

Ⅰ. 盆⋯ Ⅱ. ①迈⋯ ②米⋯ ③魏⋯ Ⅲ. ①女性－骨盆－人体解剖学－图谱②妇科外科手术－图谱③产科外科手术－图谱 Ⅳ. ① R323.5-64 ② R713-64 ③ R719-64

中国版本图书馆 CIP 数据核字 (2018) 第 255874 号

责任编辑：王海燕 ／ 责任校对：蒋　萍
责任印制：肖　兴 ／ 封面设计：吴朝洪

ELSEVIER

Elsevier(Singapore) Pte Ltd.
3 Killiney Road, #08-01 Winsland House I, Singapore 239519
Tel: (65) 6349-0200; Fax: (65) 6733-1817

Atlas of Pelvic Anatomy and Gynecologic Surgery, fourth edition
Copyright © 2016 by Elsevier, Inc. All rights reserved.
ISBN-13: 9780323225526

科学出版社出版
北京东黄城根北街 16 号
邮政编码：100717
http://www.sciencep.com
北京汇瑞嘉合文化发展有限公司印刷
科学出版社发行　各地新华书店经销
*
2019 年 1 月第一版　　开本：889×1194　1/16
2020 年 3 月第二次印刷　印张：21 3/4
字数：352 000
定价：218.00 元
（如有印装质量问题，我社负责调换）

译者名单

主　译　魏丽惠

副主译　王　杉　王建六　王晓峰　刘继红

译　者（以姓氏笔画为序）

王　杉　王志启　王建六　王晓峰　毕　晔

许克新　李静然　杨　波　周　蓉　姜可伟

彭　媛　程　琳　穆　蘭　魏丽惠

秘　书　李明珠

主编简介

Michael S. Baggish

圣海伦娜医院圣海伦娜妇科中心妇科医师

加利福尼亚大学妇产科教授

加利福尼亚，旧金山

Mickey M. Karram

辛辛那提大学基督医院妇产科及泌尿科教授

女性骨盆医学与再造手术基金项目主任

辛辛那提，俄亥俄州

（李明珠 译 魏丽惠 校）

编者名单

Brian J. Albers, MD, FACS
Margaret Mary Community Hospital
Batesville, Indiana

Michael S. Baggish, MD, FACOG
Gynecologist
The Women's Center of Saint Helena and Saint Helena
　　Hospital
Saint Helena, California
Professor
Department of Obstetrics and Gynecology
University of California, San Francisco
San Francisco, California

Jack Basil, MD
Chairman Department of Obstetrics and Gynecology
Good Samaritan Hospital/TriHealth
Cincinnati, Ohio

Alfred E. Bent, MD
Professor and Head
Division of Gynecology
IWK Health Center
Dalhousie University
Halifax, Nova Scotia, Canada

Lesley L. Breech, MD
Associate Professor
Division of Pediatric and Adolescent Gynecology
University of Cincinnati Department of Obstetrics and
　　Gynecology
Cincinnati, Ohio
Division Director
Pediatric and Adolescent Gynecology
Cincinnati Children's Hospital Medical Center
Cincinnati, Ohio

Karen S. Columbus, MD
Cincinnati Breast Surgeons, Inc.
Cincinnati, Ohio

Geoffrey W. Cundiff, MD, FACOG, FACS, FRCSC
Head, Department of Obstetrics and Gynaecology
University of British Columbia
Vancouver, British Columbia, Canada

Bradley R. Davis, MD, FACS, FASCRS
Associate Professor of Clinical Surgery
Director
Division of Education
Director
Residency Program in General Surgery
University of Cincinnati
Cincinnati, Ohio

Roger Dmochowski, MD, FACS
Professor of Urology
Director, Pelvic Medicine and Reconstruction Fellowship
Executive Physician for Safety
Vanderbilt University Medical Center
Nashville, Tennessee

Tommaso Falcone, MD, FRCSC, FACOG
Professor and Chair Obstetrics
Gynecology and Women's Health Institute
Cleveland, Ohio

John B. Gebhart, MD, MS
Professor
Departments of Obstetrics/Gynecology and Surgery
Fellowship Director—Female Pelvic Medicine and
　　Reconstructive Surgery
Mayo Clinic
Rochester, Minnesota

Bryan Henry, MD, FACOG
The Women's Center of Saint Helena and Saint Helena
　　Hospital
Saint Helena, California

Audra J. Hill, MD
Fellow in Female Pelvic Medicine and Reconstructive
　　Surgery
Cleveland Clinic
Cleveland, Ohio

Bradley S. Hurst, MD
Director of Assisted Reproduction
Professor
Reproductive Endocrinology and Infertility
Carolinas HealthCare System
Charlotte, North Carolina

Mickey M. Karram, MD
Director of Fellowship Program
Female Pelvic Medicine and Reconstructive Surgery
The Christ Hospital
Professor of Obstetrics/Gynecology and Urology
University of Cincinnati
Cincinnati, Ohio

John H. Kirk, MD, FACOG
The Women's Center of Saint Helena and Saint Helena
    Hospital
Saint Helena, California

David J. Lamon, MD, FACS
Naples Surgical Associates
Naples, Florida

Michael Maggio, MD, FACS
Good Samaritan Hospital
Cincinnati, Ohio
Dearborn County Hospital
Lawrenceburg, Indiana

Javier F. Magrina, MD
Professor of Obstetrics and Gynecology
Barbara Woodward Lipps Professor
Mayo Clinic Arizona
Phoenix, Arizona

Ayman Mahdy, MD, PhD
Associate Professor of Urology
Director of Voiding Dysfunction and Female Urology
University of Cincinnati College of Medicine
Cincinnati, Ohio

Chad M. Michener, MD
Assistant Professor of Surgery
Cleveland Clinic
Obstetrics, Gynecology and Women's Health Institute
Cleveland, Ohio

James Pavelka, MD
Director, Division of Gynecologic Oncology
TriHealth
Cincinnati, Ohio

W. Stuart Reynolds, MD
Instructor in Urology
Vanderbilt University Medical Center
Nashville, Tennessee

John A. Rock, MD
Founding Dean
Senior Vice President for Health Affairs
Professor of Obstetrics and Gynecology
FIU Herbert Wertheim College of Medicine
Miami, Florida

Helmut F. Schellhas, MD
Senior Gynecologic Oncologist
Good Samaritan Hospital
Cincinnati, Ohio
Adjunct Professor
Department of Obstetrics and Gynecology
University of Cincinnati Medical Center
Cincinnati, Ohio

Kevin Schuler, MD
Division of Gynecologic Oncology
TriHealth
Cincinnati, Ohio

Enrique Soto, MD, MSc
South Florida Institute for Reproductive Medicine
Miami, Florida

Donna L. Stahl, MD
Breast Surgeon
Private Practice
Cincinnati, Ohio

Emanuel C. Trabuco, MD, MS
Assistant Professor of Obstetrics and Gynecology
Department of Obstetrics and Gynecology
Mayo Clinic
Rochester, Minnesota

Mark D. Walters, MD
Professor and Vice Chair, Gynecology
Center of Urogynecology and Female Pelvic Medicine
Obstetrics, Gynecology, and Women's Health Institute
Cleveland Clinic
Cleveland, Ohio

James L. Whiteside, MD, MA, FACOG, FACS
Associate Professor
Obstetrics and Gynecology
Residency Program Director
Department of Obstetrics and Gynecology
Division of Female Pelvic Medicine and Reconstructive
    Surgery
University of Cincinnati College of Medicine
Cincinnati, Ohio

第 4 版中文版序

魏丽惠教授主译的第 4 版《盆腔解剖与妇产科手术图谱》得以顺利出版。

这是一部以妇产科手术为主的综合性精准解剖及手术图谱的国际经典著作，目前已被译成各种语言文字在多国出版。由美国教授 Michael S. Baggish（加利福尼亚大学妇产科教授）所著。全书将盆腔解剖学和妇产科手术学结合，详尽诠释了各种解剖学，包括系统解剖、局部解剖、比较解剖和临床解剖等，及至数字医学引入的三维、可动和虚拟成像。从盆腔局部解剖到手术步骤，由浅入深，内容几乎涵盖了妇科与产科所有的手术，同时还包括了与盆腔相关的各个领域的手术，如盆腔部位相关的肠管手术、膀胱手术、美容手术及乳腺手术等。而有些手术是在一般妇产科手术学中所或缺的，乃为独到之处，或呈互补作用。乃为有史以来最完整的骨盆解剖学和妇科手术的图集。

第 4 版系在第 3 版的基础上进行补充、修改、编撰而成，共对 15 章的内容进行了修改，同时新增加了 4 章，可见编著者之用心良苦！如第一部分新增加了独创的 Max Brödel 盆腔解剖，Max Brödel 是世界著名的医学艺术家，最早于 1898 年就为美国霍普金斯医院妇产科主任 Howard Kelly 的《妇科手术学》绘制了翔实、精细的医学插图，闻名遐迩；第九部分的肠疝及穹窿脱垂的经腹手术；第十一部分的使用生物和合成网片加强阴道脱垂修补术，尿失禁和盆腔器官脱垂手术后合成网片并发症的规避和处理；第十八部分的机器人妇科手术等操作技巧，都颇具特色。第 4 版还增加了 100 多幅新插图，对近 200 幅原有插图进行彩色化，使其更加逼真。第 4 版（中文版）依然分为上、中、下三卷，共分为六篇，123 章。

这是一部难得的即蕴含学术理论价值又具有临床实用意义的妇产科医生必读、必藏之书。对于妇产科临床医师、医学生都是极有价值的身边读物，对其他相关专业，如普通外科、泌尿外科、乳腺外科的临床医师也会有参考价值。我们有理由相信，这部著作会极大地促进国内临床的诊断、治疗及手术技术的发展。

我很荣幸能为这部国际经典之作的第 4 版再次写序，并对魏丽惠教授及她的团队为此书所付出的努力和辛劳致以敬意。

中国工程院院士
中国医学科学院北京协和医学院
北京协和医院妇产科主任、教授
中华医学会妇产科学分会主任委员
《中华妇产科杂志》总编辑
中国医师协会妇产科医师分会会长

此书献给我的妻子 Leslie Baggish，我的孩子们 Cindy Baggish、Julia Baggish、Mindy Baggish、Stuart 及 Pamela Baggish，我的孙子、孙女 Owen 和 Scarlet Reagan Baggish，已故的大儿子 Jeffrey Baggish。

Michael S. Baggish

本图谱献给我的妻子 Mona，我的 3 个女儿 Tamara、Lena 和 Summer，感谢她们的爱和对我事业的支持。此外，感谢所有一起工作的同事及合作者，是他们不断激励我在对患者的手术治疗中努力追求卓越。

Mickey M. Karram

第 4 版中文版前言

《盆腔解剖与妇产科手术图谱》第 4 版在第 3 版的基础上再编，共对 15 章的内容进行了修改，同时新增加了 4 章。本版增加了 100 多幅新插图，对近 200 幅原有插图进行了彩色化处理，继续由资深艺术家 Joe Chovan 对文中大量照片和细节图进行高质量地修饰和完善，加强了黑白图谱彩色化，使其更加逼真，预计在下一版将达到 100% 的彩图。正如原著前言所说，是有史以来最完整的盆腔解剖学和妇产科手术图谱。

本书继续将盆腔解剖学和妇产科手术学结合，妇科手术学及相关的外科手术学结合，从局部解剖到手术步骤，以图谱、文字注释并加以讲解，由浅入深，内容广泛。书中内容几乎涵盖了妇产科所有手术及所涉及的各个相关领域，如妇科手术、产科手术、肿瘤手术、开腹手术及腔镜手术，以及与盆腔部位相关的肠管手术、膀胱手术及乳腺手术，而变性手术更是被列为独立章节。

全书的结构与上一版相同，共分上、中、下三卷。上卷分为第一篇和第二篇，第一篇阐述盆腔解剖与妇科手术的主要内容，包括盆腔解剖（增加了 Max Brödel 盆腔解剖）、妇科手术基本操作；第二篇阐述腹部手术，包括前腹壁、子宫、妊娠期腹部手术、附件、耻骨后间隙、后腹膜腔和骶前间隙、肠疝及穹窿脱垂的经腹手术。中卷为第三篇，阐述宫颈、阴道、外阴及会阴部手术，此部分新增了 3 章，第 57 章（使用生物和合成网片加强阴道脱垂修补术）、第 59 章（尿失禁和盆腔器官脱垂手术后合成网片并发症的规避和处理），以及第 66 章（外阴疾病）。下卷分为第四篇、第五篇及第六篇，第四篇阐述其他相关妇科手术，包括下尿路手术操作、肠道手术、美容手术和乳腺手术；第五篇阐述内镜检查与内镜手术，包括宫腔镜、腹腔镜和膀胱尿道镜检查；第六篇阐述变性手术。此部分新增了第 120 章（机器人妇科手术），重点介绍机器人手术操作技巧。

本书是一部难得的、与妇产科手术相关的综合性精品专著，对于妇产科临床医师、医学生均为一部有价值的参考书，对其他相关专业，如普通外科、泌尿外科、乳腺外科的临床医师也有参考价值。在翻译第 4 版的过程中，也能感受到编者在第 3 版基础上的精益求精的工匠精神，目的就是为了继续保持本书的卓越品质。本书已被译成多种不同语言文字在国外出版，这次再将最新版译成中文版引进国内，尽管有些内容与我国医疗常规略有差别，但译者仍然相信，对我国临床医师而言会有很高的参考价值。

在翻译过程中，我们组织了以妇产科医师为主的多学科医师联合，共同完成。在此对所有参加翻译的译者，以及未列入译者名单的黄熙祺、俞畅、李星辰、左立莹、冯琦慧、曹婷婷、洪凡凌、张琪、王青、王靖元表示感谢。特别感谢在翻译工作中做了大量工作的李明珠秘书。由于时间仓促，难免有不妥之处，敬请读者谅解。

最后感谢郎景和院士继续为本版作序。

中国医师协会妇产科医师分会副会长

中国女医师协会副会长

中国优生科学协会阴道镜和宫颈病理学分会（CSCCP）主任委员

北京大学妇产科学系名誉主任

致　谢

原著主编谨以此书感谢如下原著参与者的贡献：

绘图艺术家 Joe Chovan 精湛的技艺和辛勤的付出，使本书得以成为妇产科学类出版物的标杆。在第 4 版的内容中出现了大量错综复杂的绘图和照片，Joe Chovan 独特的艺术天赋再一次被充分证明。

感谢 Elsevier 的 Marybeth Thiel，作为高级内容拓展专家，Marybeth 不辞劳苦地工作才使得本书的出版工作持续推进。

感谢 Elsevier 的 Kate Dimock 订立了第 4 版的合同，迎接了一个迈向成功的出版团队。

感谢 Elsevier 的高级项目经理 Claire Kramer，在最终的编辑环节，她花费了大量的时间来确保第 4 版的终稿完成。

最后感谢一流的编创团队为本书的第 4 版锦上添花，增加了引人入胜的光芒。

第 4 版原著前言

《盆腔解剖与妇产科手术图谱》第 4 版继续保持并拓展了两位作者的原始思维模式。如同第 3 版，"一幅好图胜过千言万语"。当照片和插图可以更好地反映解剖学和手术技巧时，临床工作繁忙的妇产科实习医师、住院医师、研究员及学生阅读时就不需要费力阅读冗长的描述。视觉图像不仅产生的印象更迅速，而且更有可能永久地保留在大脑的前额叶和边缘部分的记忆中心。

本书新增加一些重要章节，如第一部分第 3 章新增加了独创的"Max Brödel 盆腔解剖"结构，Max Brödel 是世界著名医学艺术家，最早于 1898 年为 Howard Kelly 的《妇科手术学》做了详细精美的医学插图，闻名遐迩。Howard Kelly 为约翰·霍普金斯大学的 4 位创始人之一，其他 3 位分别为 Welch（病理学）、Osler（内科学）和 Halstead（外科学）。Joe Chovan 在 Brödel 原先黑白图谱的基础上，创作了彩色图谱，使得 Kelly 的百年原创作品其中的两卷精美再现。

其他修改的部分包括第 5、6、9、10、13、14、19、20、29、42、54、55、56、58 和 60 章。本书自第 1 版再版以来，一直进行黑白图谱逐步彩色化，预计下一版将达到 100% 彩图。第 12 章（经腹全子宫切除术）有大的改动，并且加入了经腹和经腹腔镜的"一步一步式"比较。

在第 32 章及第 37 章采用了新颖的插图技术，即一幅真实的照片通过艺术家电脑图像合成为单一的、高分辨率的图片。

本版还新增加了 4 章：第 57 章（使用生物和合成网片加强阴道脱垂修补术）提供了准确详尽的关于补片在盆底重建中的正确的应用方法；第 59 章（尿失禁和盆腔器官脱垂手术后合成网片并发症的规避和处理）聚焦于 FDA 发布的最新警告及目前商业用补片的现状，此部分大量图片显示各种并发症的发生及处理方式；第 66 章（外阴疾病）显示大量常见及不常见的外阴疾病案例，通过大量图片使读者对诊断及合适的治疗方案有较清晰的认识；第 120 章新增加机器人妇科手术，介绍机器人手术操作技巧。

在疾病的处理中也新增加了一些照片，如外阴肥大的治疗，应用循序渐进的外科处理方式进行解析。对部分章节腹腔镜手术进行修正，包括单孔腹腔镜手术技术。第 121 章（腹腔镜手术相关的常见并发症）通过照片和插图显示腹腔镜手术过程中可能出现的严重损伤。

《盆腔解剖与妇产科手术图谱》第 4 版是有史以来最完善的盆腔解剖学和妇产科手术图谱，书中包括大量高质量的照片和细节图。本版增加了 100 多幅新插图，并对近 200 幅原有插图进行彩色化处理。总的目标是继续保持全书的卓越品质。

Michael S. Baggish

Mickey M. Karram

（李明珠 译 魏丽惠 校）

第 3 版中文版序

我欣喜地看到魏丽惠教授主译的《盆腔解剖与妇产科手术图谱》。

这部《盆腔解剖与妇产科手术图谱》是美国教授 Michael S. Baggish, MD（原俄亥俄州 Cincinnati 大学医学院妇产科临床教授）的著作，此书是在第 2 版的基础上进行补充、修改、再编的第 3 版。第 3 版（中文版）分为上、中、下三卷，共分为五篇、123 章。可谓名校大家，钜著鸿篇。

解剖是医学，特别是外科学的基础，是手术者的"行车路线"。解剖在患者身上，在图谱上，更要在手术者的心里！包括观念、知识、技术和关爱。有各种解剖学：系统解剖、局部解剖、比较解剖和临床解剖等，以及数字医学引入的三维、可动和虚拟成像，极大地促进了诊断、治疗及手术技术发展。

该书的特点是将盆腹腔解剖学和妇产科手术学结合，妇科手术学及相关的外科手术学结合，文图并茂，详加注释、讲解。从盆腔局部解剖到手术步骤，由浅入深，内容广泛。是难得的既蕴含学术理论价值又具有临床实用意义的妇科、外科医师必读、必藏之书。书中内容几乎涵盖了妇科与产科所有手术，还包括了与盆腔相关的各个领域手术，如盆腔部位相关的肠管手术、膀胱手术及乳腺手术、美容手术等。而有些手术是在一般妇产科手术学中所或缺的，乃为独到之处，或呈互补作用。

所以，本书是一部以妇产科手术为主的综合性精准解剖及手术图谱专著，已被译成多种文字在多国出版，此为首次译成中文版引进国内。相信该书对于我国的妇产科临床医师、医学生而言，是一部有价值的身边读物，对其他相关专业，如普通外科、泌尿外科、乳腺外科的临床医师也会有参考价值。

我荣幸地在付梓前浏览书稿，赘言如是。并顺致对魏丽惠教授等译、著者的辛劳以敬意。

郎景和

中国工程院院士
中国医学科学院北京协和医学院
北京协和医院妇产科主任教授
中华医学会妇产科学分会主任委员
《中华妇产科杂志》总编辑
中国医师协会妇产科医师分会会长

第 3 版中文版前言

《盆腔解剖与妇产科手术图谱》第 3 版在第 2 版的基础上重新修订。书中将盆腹腔解剖学和妇产科手术学结合，妇科手术学及相关的外科手术学结合，从局部解剖到手术步骤，以图谱、文字注释并加以讲解，由浅入深，内容广泛。书中内容几乎涵盖了妇产科所有手术及所涉及的各个相关领域，如妇科手术、产科手术、肿瘤手术、开腹手术及腔镜手术，以及与盆腔部位相关的肠管手术、膀胱手术、美容手术等，同时还包括女性乳腺手术等。

全书共分上、中、下三卷。上卷分为第一篇和第二篇，第一篇阐述盆腔解剖与妇科手术的主要内容，包括盆腔解剖、妇科手术基本操作；第二篇阐述腹部手术，包括前腹壁、子宫、妊娠期腹部手术、附件、耻骨后间隙、后腹膜腔和骶前间隙、肠疝和子宫脱垂的腹部手术。中卷为第三篇，阐述宫颈、阴道、外阴及会阴部手术。下卷分为第四篇和第五篇，第四篇阐述其他相关妇科手术，包括下尿路手术操作、肠道手术、美容和变性手术、乳腺手术；第五篇阐述内镜检查与内镜手术，包括宫腔镜、腹腔镜和膀胱尿道镜检查。

本书是一部难得的、与妇产科手术相关的综合性精品专著，对于妇产科临床医师、医学生均为一部有价值的参考书，对其他相关专业，如普通外科、泌尿外科、乳腺外科的临床医师也有参考价值。本书已被译成多种不同文字在国外出版，这次译成中文版引进国内，尽管有些内容与我国医疗常规略有差别，但译者仍然相信对我国临床医师而言会有很高的参考价值。

在翻译过程中，我们组织以妇产科医师为主，多学科医师共同完成。在此对所有参加翻译的医师们，以及未列入译者名单的杨莹超、张博雅、杨帆、王睿、王佳睿、董薇、张岚、张石英、彭媛等年轻医师们，特别对在翻译工作中做了大量工作的刘昱、李明珠两位秘书表示感谢。由于时间仓促，有不妥之处，敬请读者谅解。

中华医学会妇产科学分会副主任委员
中国医师协会妇产科医师分会副会长
中国女医师协会副会长
中华医学会北京分会妇产科学会主任委员
北京大学妇产科学系名誉主任
北京大学人民医院妇产科主任

第 3 版原著前言

《盆腔解剖与妇产科手术图谱》在不断完善的第 3 版图谱中对一些内容进行了重大修订，并增加了一些新的章节。目录编排也更具有合理性。本版与以往版本基本相同，分为几篇，每篇再细分为几个部分，每个部分最后分为几个章节。第 3 版分为上、中、下三卷，共分为五篇、123 章。第 3 版达到了我们最初的设想，通过照片及绘图增强了视觉效果。实际上，在本版中我们对更多照片进行了着色。所有固定的尸体照片都进行了电子着色以利于读者理解。我们的美术家 Joe Chovan，用他苹果电脑上的图形软件包完成了这项工作。在第 3 版中我们引入了一个新的演示技术，很好地体现在第 31 章。

本书的盆腔解剖显示了所有新数据及新的彩色绘图，这些资料包含了详细的盆腔脏器的神经调控。我们从爱思唯尔出版社获得了出版许可，包括 Frank Netter 绘制的 4 个自主神经系统的图片。盆丛、结肠、膀胱及盆腔支撑结构的原创新绘图在这个新的单元中完成。其他新添加的章节是关于能源设备；定位及神经损伤；缝合、缝合技术及打结；子宫内膜癌的淋巴结取样；根治性外阴切除术及腹股沟管切开；阴唇肥大的外科手术；非宫腔镜的微创子宫内膜切除术；腹腔镜术的并发症；机器人手术；麦克尔憩室术；阴道穹窿脱垂的阴道修补术；子宫脱垂阴道闭合术；脱垂修补的网片应用；简单的前庭切除术；尿道脱垂修补；逼尿肌顺应性异常的外科治疗；外阴阴道的妇科整形术；经会阴直肠脱垂修补术。本书添加了以上 20 个新的章节。我们对很多章节还进行了修改，并在子宫切除术、前庭切除术、避免输尿管损伤、下尿路外科手术等章节中增添了许多内容。

本版增加了 200 多页内容。我们的目标是不断对外科手术过程及解剖过程增添新的素材。此外，还包含了对尿道、膀胱及阴道支撑组织的近期尸体解剖的新绘图。"会阴体"或"会阴中心腱"是否存在仍是我们感兴趣的焦点。我们补充了绘图、静止照片。让我们高兴的是，西班牙文、意大利文、波兰文、俄文版的第 2 版已经出版。更值得我们骄傲的是，这本书激发了很多妇科住院医师、刚毕业的妇科医师及临床妇科医师的热情。

作为教材，我们希望这本图谱可以经受时间的考验。精准的绘图及照片显然是以后版本所必备的内容。我们承诺将持续不断地更新资料，并增加新的插图以改进本书，使其更加实用。

Michael S. Baggish

Mickey M. Karram

（刘　昱　译　魏丽惠　校）

目　录

中卷：宫颈、阴道、外阴及会阴部手术

第三篇

宫颈、阴道、外阴及会阴部手术

下卷：其他相关妇科手术，内镜检查与内镜手术，变性手术

第四篇

其他相关妇科手术

第五篇

内镜检查与内镜手术

第六篇

变性手术

其他相关妇科手术

第十三部分

下尿路手术操作

第 82 章

尿道的解剖

Michael S. Baggish, Mickey M. Karram

女性尿道的长度大约为 4 cm，平均直径约为 6 mm，有轻微曲度，起自耻骨后间隙，穿过会阴膜，终于前庭内阴道外口上方的尿道口，在其整个长度中，后尿道部分嵌入到阴道前壁中。

女性尿道上皮向外与外阴上皮相连续，向内与膀胱黏膜上皮相连续。主要由复层鳞状上皮细胞构成，近膀胱处移行为尿路上皮细胞。上皮层由一层疏松的纤维弹性结缔组织支持，该层组织被称为固有层。固有层内包含有许多胶原纤维束和纤维细胞，也就是包绕在尿道周围的大量纵行和环行弹性纤维。另外一个特征性表现是该层内有很多薄壁的小静脉，这种富含血管的结构被认为与尿道阻力相关。距离尿道膀胱连接部 6～9 mm（远端）的横断面切片可以清楚地显示尿道平滑肌，50% 以上的尿道外侧壁和前壁组织由海绵状血管构成（图 82-1A～D）。

尿道平滑肌主要由斜行和纵行的肌纤维，以及少量外层的环形肌纤维构成。这部分的平滑肌，连同膀胱底部的逼尿肌，构成了所谓的固有尿道括约肌。在排尿期间，纵向的尿道平滑肌能够起到缩小或者扩大尿道腔的作用；在静息状态下，环形肌肉能够起到增加尿道阻力的作用。

以往的尿生殖横纹括约肌被分为三部分肌肉：尿道括约肌（包绕尿道近端 2/3 部分的横纹肌）、尿道膜部括约肌和尿道阴道括约肌，由两条跨越在尿道远端 1/3 部分腹侧面的条带状横纹肌构成。而作者在最近的多例尸体解剖标本中发现，无论是在大体标本上寻找，还是在显微镜下观察，尿道周围区域都没有发现独立的或明确的横纹肌组织。作者认为，以往认为的尿道周围区域的横纹肌组织可能是肛提肌的延续（图 82-2A～G）。作者在 12 例尸体解剖中发现，肛提肌延伸并覆盖于尿道前壁的表面，因此作者不认为存在以往所描述的单独、明确的尿生殖横纹括约肌。图 82-3 至图 82-6 是大体和显微切片所观察到的覆盖于尿道的肛提肌。在进行尿道全长切片的组织研究时，作者发现尿道的大部分血供来源于前庭球部，血管结构呈伞样分布于尿道前壁和两侧壁（图 82-1B 和图 82-7）。

尿道的支持结构在控尿机制中发挥重要作用，以往的观点认为它是由耻骨尿道韧带向内的牵拉作用、尿生殖膈和盆膈的肌肉组织构成。过去许多学者认为所谓的耻骨尿道韧带是位于耻骨的下面和尿道之间的韧带。而近些年来，研究认为尿道并不是由韧带样结构将其向腹侧悬吊。近端尿道和膀胱底由阴道前壁呈吊带样支撑，两侧的肌肉固定于盆壁的盆筋膜腱弓（白线）。以往所描述的耻骨尿道韧带实际上是由会阴膜和大部分的盆筋膜腱弓尾部组成，使远端尿道固定于耻骨的下方（图 82-8）。

图 82-1　A. 该切片清楚地显示出海绵状血管组织构成了 11 点钟方向至 1 点钟方向之间的尿道前壁（距离尿道膀胱连接部 6~9 mm）（H&E）。B. 距离尿道膀胱连接部约 9 mm 的切片显示出尿道平滑肌及海绵状血管组织（粉色），形成了尿道的前壁及前外侧壁。C. 高倍视野下的尿道前外侧壁。海绵状球状组织紧邻尿道。D. 该薄层骨骼肌很可能来源于球海绵体肌，覆盖于尿道的海绵状（球状）组织上

图 82-2　A. 该切片距离尿道膀胱连接部以远约 15 mm。尿道腔（ul）前方，富含黏膜下血管，是增厚的尿道前壁。深粉色组织（外侧 1/2 部）是来源于肛提肌的骨骼肌。B. 该切片距离尿道膀胱连接部以远约 6 mm 或 18 mm。尿道前壁为深粉色组织，其上方约 3/4 的组织由骨骼肌构成。C. 距离尿道膀胱连接部以远约 6 mm 的另一张切片显示尿道前壁主要由一层层骨骼肌构成。D. 图 B 和 C 中深粉色骨骼肌在高倍视野下的图像

第四篇 ■ 第十三部分

图 82-2 续　E. 尿道前壁骨骼肌的高倍视野图像（与图 D 不同位置的切片）；F. 尿道前外侧壁也能够看到大量的骨骼肌（11 点钟位置）；G. 在距离尿道膀胱连接部以远约 20 mm 的位置，尿道外侧壁外层染色成深粉色的骨骼肌，该层肌肉来源于肛提肌

图 82-3　A. 在打开的膀胱中可以看到金属套管，在箭头所指的位置耻骨已被锯断并移走。可以看到大量起自耻骨支下方肛提肌的骨骼肌进入到尿道膀胱连接部（剪刀尖部）。B. 膀胱被打开，可以看到套管自膀胱腔（B）内伸出。箭头所指为耻骨锯断的位置。剪刀指向尿道膀胱连接部的骨骼肌。C. 下方箭头所指为自耻骨下方向下延续的肛提肌，该处的肛提肌是白线下方肛提肌的延续，自前方和外侧进入到尿道膀胱连接部

图 82-4　箭头所指为耻骨下尿道膀胱连接部的肛提肌纤维。剪刀在阴蒂脚下分离，指向肌肉组织。金属套管进入到打开的膀胱底。P 代表耻骨的切缘

图 82-5　术者左手示指自阴道口进入阴道内，手指上方的金属套管自尿道外口插入，剪刀尖部指向左侧的前庭球。箭头所指处为尿道薄薄的外侧壁。可以通过阴道外侧壁的破口看到戴有白色手套的手指尖部

图 82-6　A. 自耻骨支下方向下走行的肌束标本（图 55-3 和图 55-4），进入到尿道膀胱连接部的前尿道外侧壁，可以清楚地看到该肌束为骨骼肌；B. 高倍视野下骨骼肌的横纹结构

图 82-7　该高倍视野图像所显示的是尿道黏膜上方前外侧海绵状球状组织与血管分布的关系。箭头所指处为海绵状组织和尿道平滑肌之间的界线

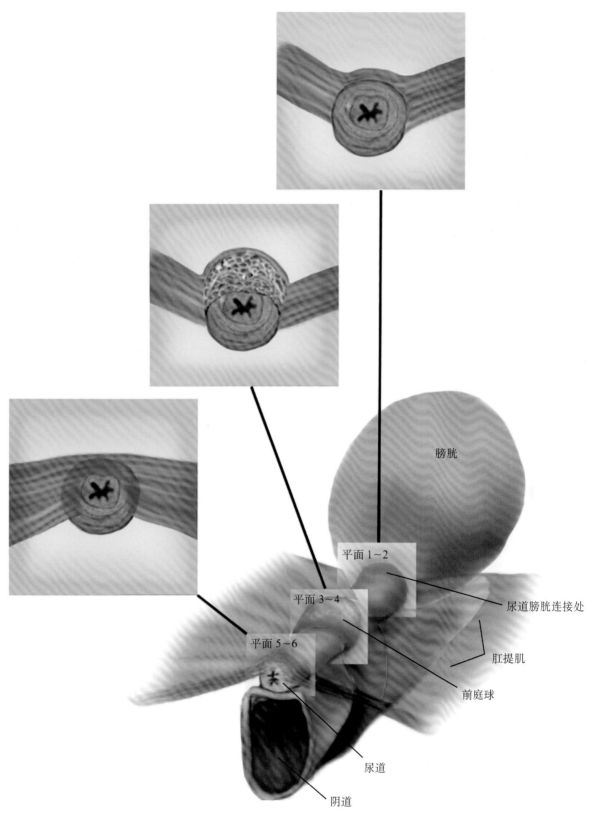

膀胱

平面 1~2

平面 3~4

平面 5~6

尿道膀胱连接处

肛提肌

前庭球

尿道

阴道

图 82-8　根据尿道全长的组织切片结果进行图像重建，显示海绵状血管组织及骨骼肌的关系。骨骼肌起自两侧盆壁的肛提肌，自耻骨支下方向下走行。海绵状血管组织主要发自前庭球，也有一部分来自阴蒂体部和脚部（在与阴蒂体部融合的部位）

（许克新　译　王晓峰　校）

第 83 章

尿道脱垂的手术修补

John B. Gebhart

水肿的尿道黏膜脱垂达到一定程度需要进行手术切除（图 83-1 和图 83-2）。需要和尿道黏膜脱垂进行鉴别的疾病是尿道肉阜。前者在外观上呈环状，较少见，需要手术治疗；而后者较为常见，多位于尿道外口后壁，一般仅需要局部的雌激素治疗即可。

手术开始时首先要确定尿道腔的位置(图 83-3)，经尿道置入尿管是一种不错的方法，但这种方法容易对尿道周围操作造成一定的困难。在 12 点钟位置开始切口，缝一根支持线以便于组织的收拢和牵拉。用剪刀或针状电极逆时针方向修剪多余的尿道黏膜（图 83-4）。在切除过程中，当尿道黏膜被游离后，缝入固定线（通常为 3-0 铬制羊肠线或 4-0 薇乔线）（图 83-5）。这部分尿道黏膜一般都水肿得比较严重，而且容易破碎。在切除脱垂黏膜后，如果支持线没能够固定好黏膜的位置，容易造成尿道黏膜向上的过度牵拉，使黏膜复位变得更加困难。术后如果水肿较为严重，应该留置尿管 1 天。

图 83-1　伴有尿道黏膜脱垂的完全子宫阴道脱垂

图 83-2　子宫阴道脱垂复位后的尿道黏膜脱垂

第四篇 ■ 第十三部分

尿道黏膜脱垂

16 号 Foley 导尿管

图 83-3　环形的尿道黏膜脱垂（置入尿管后）

阴蒂

尿道内层切缘

切除水肿脱垂
的尿道

图 83-4　在修剪尿道脱垂黏膜的过程中，缝入固定线

间断缝合

尿道黏膜切缘

图 83-5　尿道脱垂黏膜已经被完全切除，准备用支持线
固定黏膜位置

（许克新　译　王晓峰　校）

第 84 章

尿道阴道瘘的修补

Mickey M. Karram

大部分的尿道阴道瘘都会导致尿失禁，因此需要手术修补（图 84-1）。罕见情况下，远端的尿道阴道瘘可能会没有症状，从而不需要手术修补。非放疗后的原发性瘘口通常可以通过分层无张力缝合来修补（图 84-2 至图 84-4）。如果瘘口周围组织缺乏血供，有过放疗病史，或者为复发的瘘口，最好把一个唇状的脂肪垫置于尿道和阴道前壁之间（图 84-5）（见 "Martius 脂肪垫转位" 章节）。如果瘘口位于尿道近端或膀胱颈附近，并且控尿机制受到破坏，则需要在修补瘘口的同时进行抗尿失禁手术，最常用的还是尿道下吊带术。

修补手术开始时需要尿道先置入 Foley 导尿管，然后在阴道前壁注射稀释的止血溶液，从而有利于在合适的层面进行组织分离，并且降低出血量。常用的切口位于阴道前壁中线位置，或者做一个倒 "U" 形切口，向尿道缺损处的两侧扩大（图 84-2）。阴道壁的切缘用 Allis 钳夹住，在阴道壁下的组织中进行锐性分离（图 84-2C）。分离过程中应该向两侧充分地游离，直至耻骨降支，并且向后分离，使尿道的活动度尽可能增加，从而为无张力修补提供好的条件。也可能需要自阴道前壁进入到耻骨后间隙，从而更大限度地增加尿道活动度（图 84-5）。第一层缝合，用细的可吸收缝线间断缝合尿道壁，注意该层缝合的主要是尿道黏膜外层（图 84-2 和图 84-3）。第二层缝合的层次为耻骨宫颈筋膜，该层缝合可以使第一层缝合线发生内翻（图 84-2E 和图 84-3）。第三层缝合为阴道壁切口的缝合，使用的是 3-0 延迟可吸收缝线，间断缝合（图 84-2F）。尿管或耻骨上膀胱造口管需要留置 7~10 天。

尿道外口

尿道阴道瘘

图 84-1　尿道阴道瘘。注意：瘘口位于尿道中部，可以看到自瘘口发生的尿失禁

A

B

C

D

E

F

图 84-2　尿道阴道瘘的修补。A. 尿道阴道瘘；B. 阴道前壁切口，向两侧扩大尿道缺损；C. 在耻骨宫颈韧带层锐性分离阴道壁；D. 用细的延迟可吸收缝线间断缝合尿道黏膜外层；E. 第二层缝合的层次为耻骨宫颈筋膜，该层缝合可以使第一层缝合线发生内翻；F. 使用 2-0 可吸收缝线，间断缝合关闭阴道切口

图 84-3　近段尿道的尿道阴道瘘。A. 将一根儿童 Foley 导尿管放入尿道阴道瘘中，在阴道前壁注射稀释的止血溶液进行水扩张；B. 将阴道前壁与尿道后壁分离开，瘘口的边缘用 Allis 钳夹住；C. 第一层用 4-0 可吸收缝线间断缝合，将尿道黏膜对合；D. 第二层用 3-0 延迟可吸收缝线间断缝合，将尿道壁的肌层部分对合并覆盖于第一层表面

图 84-4　复发性尿道阴道瘘的修补。A. 将一根探针置入到瘘管中；B. 向瘘管中放入一根 Foley 导尿管，以便于手术分离。注意把瘘管中的瘢痕组织锐性切除掉

图 84-4 续　C. 图片显示将要被切除掉的无血管组织；
D. 切除所有无血管组织及瘢痕组织后所看到的瘘管；
E. 看到瘘管的新鲜切缘后，按照前面叙述的方法进行两
层缝合

图 84-5　27 岁女性，复发并多发的尿道阴道瘘。A. 将两根探针置入到两个瘘管中。B. 在阴道前壁注射稀释的止血溶
液进行水扩张

图 84-5续　C.阴道前壁做倒 U 形切口,向两侧分离至耻骨支下方。由于这是一个复发的病例,需要将尿道完全游离,因此需要在尿道两侧分离至耻骨后间隙。D.进入到左侧的耻骨后间隙,注意可以看到耻骨后的脂肪。E.切除两个瘘管之间的瘢痕组织。F.瘢痕组织被切除掉后,可以看到尿道缺损处有血供的新鲜切缘。G.按照前面叙述的方法分两层关闭尿道瘘口。由于这是一个复发病例,需要将一个 Martius 脂肪垫转位,植入到修补好的尿道和阴道前壁之间。H.将游离好的阴道前壁用 3-0 可吸收缝线缝合关闭,完成修补

（许克新　译　王晓峰　校）

第 85 章

尿道下憩室的修补

Mickey M. Karram

尿道下憩室一般位于阴道的前外侧壁，其内有液体，与尿道腔相通。尿道下憩室的患者大多没有明显的症状，一部分患者会存在反复的慢性膀胱炎、疼痛、烧灼感、尿频、性交困难、排尿困难、排尿后滴沥、尿失禁、肉眼血尿或阴道前壁膨出等症状。当患者出现症状时需要接受手术治疗。

特殊的 Tratner 双囊尿管（图 85-1A 和 B）可以帮助我们诊断尿道下憩室，并且能够在手术的时候帮助我们确定憩室的位置。这种尿管有近端和远端两个球囊，近端球囊可以在膀胱颈处充盈以固定尿管，远端球囊则在尿道外口处充盈以关闭尿道外口（图 85-1B），造影剂可以通过两个球囊间的空隙进入尿道腔。使用这种尿管，可以使尿道成为一个封闭的管腔，在合适的压力下注入造影剂后，可以使憩室在放射线下显影，即使是很小的窦道也能够被发现。这种方法被称之为正压力尿道造影（图 85-2）。

尿道下憩室修补术的手术难度取决于憩室的大小和数量（图 85-3），憩室开口与膀胱颈和三角区的关系，以及炎症的程度。当进行阴道前壁按压时，经常可以在尿道外口（图 85-4）或尿道内（图 85-5）看到脓液或分泌物。位于近端尿道或膀胱三角区的较大、多灶或鞍形憩室则需要更大范围的分离，直至膀胱三角区下方（图 85-3）。在这些情况下，需要在术前置入输尿管支架，有利于术中输尿管管口的辨识，降低分离过程中损伤输尿管的概率。一些医师认为尿道下憩室修补术很可能会显著影响患者的控尿机制，因此在做该手术的同时，常规行尿道下吊带术。在这种情况下，还需要在修补的憩室和尿道下吊带之间做一个唇状脂肪垫转位（第86章）。

有多种手术方法可以被用来治疗尿道下憩室。最常见的两种方法是尿道憩室切除术和憩室部分切除术。两种技术都需要使用"叠瓦式（vest-over-pants）"方法来关闭尿道周围筋膜，从而交叉缝合，降低尿道阴道瘘发生的概率（图 85-6 至图 85-8）。

图 85-1　Tratner 双囊尿管。A. 未充盈的近端和远端球囊；B. 近端和远端两个球囊充盈后，使尿道成为一个封闭的管腔，在合适的压力下注入造影剂后，可以使憩室在放射线下显影，即使是很小的窦道也能够被发现

图 85-2　正压力尿道造影显示一个大的、多灶性尿道下憩室（引自 Walters MD, Karram MM: In Urogynecology and Reconstructive Pelvic Surgery, 2nd ed. St. Louis, CV Mosby, 1999, with permission.）

憩室囊

图 85-3　复杂尿道下憩室。相对于近端复杂多灶性憩室而言，对于远端的小憩室，如果有症状，可以采用 Spence 方法治疗

图 85-4　给憩室感染的患者做阴道前壁按压，可以见到有分泌物自尿道外口流出

图 85-5　尿道镜下的憩室开口。当做阴道前壁按压时，可以看到有分泌物自憩室开口排出

下面逐步介绍尿道下憩室修补术的方法。

1. 手术通常采用的是区域麻醉或全身麻醉，并在进手术室前给予预防性使用抗生素。手术前需要做尿道膀胱镜以明确憩室在尿道开口的位置，以及确认没有其他异常问题的存在。置入双囊尿管、充盈近端和远端球囊。经尿管注入无菌乳或亚甲蓝，充盈尿道和憩室。作者习惯于手术时保留尿管在尿道中，直到分离进入到憩室囊中。因为尿管球囊能够反复充盈，可以帮助我们确定憩室的位置，并有利于将憩室与阴道分离。在阴道前壁进行注水扩张可便于在正确层面进行分离。

2. 在阴道前壁的憩室表面取倒 U 形切口，将阴道壁与尿道及尿道周围筋膜组织进行锐性分离。

3. 小心地在憩室囊腔的表面做纵行切口，将憩室表面及周围的筋膜组织完全分离，人为地将尿道周围的筋膜分成两层，为后续的"叠瓦式"缝合做准备。

4. 继续在囊腔周围分离，直到显露憩室的囊颈部。如果能够分离出完整的憩室囊，则可以将憩室自与尿道连接处切除。如果分离后不能够使憩室囊活动，则可以将囊腔纵行切开，探查憩室内的情况，注意囊壁组织条件，是否存在其他开口，是否为多囊，以及是否有异物在囊腔中（图 85-5 和图 85-6）。如果憩室与尿道粘连固定，可以采用憩室部分切除术，从而便于憩室在尿道开口的关闭（图

85-6）。如果可以在憩室颈部完整地切除憩室囊，则可以行完全的尿道憩室切除术，然后在尿管表面采用细的可吸收缝线间断缝合关闭憩室在尿道的开口（图 85-7）。

5. 采用"叠瓦式"方式，将尿道表面两侧的两层筋膜缝合关闭，该方法能够避免将缝合线覆盖在尿道修补处上（图 85-6 和图 85-7）。

6. 将阴道壁切口两层上皮重新对拢后，用 2-0 可吸收缝线间断缝合关闭切口。作者一般在术后常规填塞压迫阴道 24 小时，持续尿管引流 7～10 天。图 85-8 图解了完整的手术步骤。图 85-9 和图 85-10 列举了两个憩室中有结石的病例。

从以上介绍中我们可以看出，憩室的部分切除术与憩室切除术是两种近乎一致的手术方法，唯一的差别是部分切除术没有在囊颈部或是在憩室和尿道的连接部切除憩室。在憩室部分切除后，憩室底部和颈部的切缘用细线间断缝合，然后再缝合一层以关闭尿道缺损。然后用"叠瓦式"方式，将尿道周围层筋膜缝合（图 85-8）。

Spence 方法用于治疗尿道远端尿道下憩室（远离最大尿道关闭压区域）。该方法将剪刀的一侧刀刃置于尿道，另一侧刀刃置于阴道，然后将憩室的基底和阴道上皮剪开，包括尿道远端的后壁和憩室。裁剪掉多余的憩室囊壁和阴道上皮后，用可吸收线将剩下的憩室囊切缘及附近的阴道上皮缝合。

图 85-6　小开口于尿道的尿道下憩室，采用憩室部分切除术治疗。A. 当做阴道前壁按压时，可以看到有分泌物自尿道外口流出。B. 尿道镜检查可以看到尿道憩室在尿道中段的开口很小

图 85-6 续　C.用记号笔描出的大憩室轮廓。D.在阴道前壁做倒 U 形切口，将阴道壁与尿道周围筋膜组织锐性分离。E.将尿道周围的筋膜组织分层，以便于尿道缺损的修补缝合。F.憩室囊与尿道周围筋膜组织被分离开，并被锐性打开。G.打开的憩室囊。H.憩室囊的完整范围及憩室在尿道的小开口。利用正压尿道造影显示染料自憩室开口流出。由于憩室在尿道壁的开口很小，因此在切除憩室囊后，行憩室开口的部分切除术，然后采用"叠瓦式"方法缝合尿道周围筋膜

尿道腔

大憩室开口

大憩室囊的开口

大憩室囊的内侧面

图 85-7 大的尿道中段憩室。A. 做正压尿道造影时，憩室自发破裂，破口位于阴道前壁；B. 尿道镜检查提示憩室在尿道的开口很大；C. 阴道前壁已经被切开，可以看到憩室囊的自发破口；D. 憩室囊与阴道前壁分离后，囊壁被切开使囊腔开放；E. 憩室囊的内侧面，囊壁被切除后即达到憩室切除术的效果，然后分层缝合尿道，最后采用"叠瓦式"方法缝合尿道周围筋膜

阴道上皮

A

尿道周围筋膜

阴道壁

B

游离憩室表面的筋膜组织

C

图 85-8 尿道下憩室手术中采用的"叠瓦式"手术方法缝合尿道周围筋膜。A. 取阴道前壁倒 U 形切口；B. 将阴道前壁与憩室囊分离开，然后将憩室囊壁纵行切开；C. 人为地将尿道周围的筋膜分成两层

进入憩室囊

D

图 85-8 续　D.进入囊腔后将囊壁切除

E

关闭尿道缺损

尿道周围筋膜片

尿管

黏膜下关闭尿道壁

F

尿道周围筋膜叠瓦式关闭

关闭阴道片

G

图 85-8 续　E. 憩室囊被切除，采用黏膜下间断缝合的方式，用细的可吸收缝线将尿道缺损关闭；F. 采用"叠瓦式"手术方法缝合尿道周围筋膜；G. 缝合阴道前壁切口

图 85-9　尿道下憩室合并憩室内结石。A. 显露阴道前壁。B. 标记憩室的位置。C. 憩室囊与阴道前壁分离后，人为地将尿道周围的筋膜分成两层，囊壁被切开使囊腔开放，可以看到憩室内的结石。D. 正在从憩室内取出的结石。E. 憩室囊壁被切除，该病例做的是憩室部分切除术。图中可以看到分离出的尿道周围筋膜，准备做"叠瓦式"缝合。F. 探针通过憩室囊的开口，与尿道相通

图 85-10　近端尿道下憩室合并憩室内结石。A. 图片显示憩室近端的开口及与尿道膀胱连接部的关系；B. 尿道镜显示憩室囊内的结石；C. 憩室从阴道面被切开，结石被取出；D. 被切开的近端尿道憩室

（许克新　译　王晓峰　校）

第 86 章

脂肪垫置入和尿道重建

Mickey M. Karram

一、脂肪垫置入

置入阴唇脂肪垫（伴或不伴有球海绵体肌）的方法一般用来帮助关闭阴道前壁和后壁的瘘管。此手术填补的组织可以为坏死区域提供良好的血液供应，而这个手术并不改变外阴的解剖结构，因此有很好的临床效果。

图 86-1A 说明了阴唇部脂肪充足的血液供应。从经验上来说大部分血液供应来自于下方（阴部内动脉）；因此应在前部分离脂肪组织。我们对此手术的解剖和经验上发现血流供应来自上和下。因此分离需要医师谨慎地根据缺损部位的解剖位置施行。手术的第一步是切开达阴唇脂肪，将脂肪垫向两侧牵拉。阴道切开之后，从阴道切口中部置入一个长弯钳，形成一个使脂肪垫可以穿到阴道的管道。脂肪垫向前或向后分离，随后脂肪垫分离置入阴道区域用延迟吸收缝线固定。阴道和阴唇切口采用无张力缝合（图 86-1 和图 86-2）。

二、尿道重建

修补损伤的尿道是阴道手术最棘手的问题之一。尿道重建的指征包括先天异常、放疗、多次手术和盆腔损伤。手术矫正的目标包括建立自主括约肌功能，创建一个正常的排尿管道和覆盖有新鲜血管的组织以避免后续的组织破坏或瘘管形成。对于失去大部分后尿道的患者，尿道重建可能会很困难，并且正常的排尿功能甚至正常的排尿管道都无

法实现。图 86-3 的患者在她 30 多岁时患有先天尿道过短和尿道中部右侧的异位输尿管。患者接受了右侧输尿管（她只有这一个输尿管）再植术和尿道吊带手术。术后大约 2 年，患者阴道前壁基本缺失并且失去了整个尿道后壁，向上延伸到膀胱三角区（图 86-4A 和 B）。修补的基本原则与尿道阴道瘘修补相似。在邻近尿道前壁缺损的区域切开，阴道壁广泛分离超过耻骨。从耻骨后区两侧游离尿道。一旦阴道黏膜游离，以及尿道充分游离后，重建尿道管道。通常尿道在 10F 或 12F 的尿管上重建，精确地与尿道自由端接近和重建管道吻合。缝合线使用 4-0 延迟吸收线间断黏膜外翻缝合。理想情况下，第一层缝合后，再于尿道周围组织缝合第二层，以起到支撑第一层缝合的作用。第三层组织，通常是耻骨宫颈筋膜，从阴道壁内游离。因为这里通常是受损很严重的组织，血管蒂通常在脂肪垫内。对于包括膀胱颈的整个尿道脱离的患者，尝试保存自主控尿机制是必要的，通常施行尿道吊带术。通常线型尿道壁缺失的患者，阴道前壁也同样缺失严重，因此修复中基本不可能在无张力情况下用阴道壁完全覆盖受损区域。这样的病例损伤区域的大小要准确测量，用合适大小的小阴唇组织片精确覆盖阴道前壁。这个纤维-脂肪皮瓣通常由前方置入。通常制作成 U 形皮瓣，U 形皮瓣的基底部经过处理修剪后与阴道壁的边缘缝合，以覆盖阴道前壁的缺损处。移植处用 4-0 延迟吸收缝线关闭近皮切缘的创面（图 86-3 和图 86-4）。

阴部外动脉

闭孔动脉分支

阴部内动脉

A

Martius 脂肪垫暴露

封闭的瘘管

脂肪瓣

球状海绵体肌

阴道壁

B

脂肪垫固定尿道周围筋膜

脂肪垫取出

C

封闭的阴道壁和外阴切口

D

图 86-1　改良 Martius 移植膀胱阴道瘘修补术。A. 大阴唇的血液供应；B. 显露的脂肪垫夹通过下方前部的脂肪垫进行分离；C. 脂肪垫放置在阴道前壁并且固定封闭的瘘（插图）；D. 阴唇和阴道切口已经关闭

图 86-2　阴唇脂肪垫移位术。A. 阴唇切口部位；B. 皮肤下脂肪垫游离；C. 脂肪垫游离；D. 一把长钳穿透皮肤进入阴道切口；E. 阴唇脂肪垫向后分离；F. 阴唇脂肪垫移入阴道切口

图 86-2 续　G. 阴唇脂肪垫用延迟可吸收缝线固定；H. 阴唇和阴道切口闭合

图 86-3　A. 一个完全丧失后尿道的患者的阴道视野；B. 通过 Foley 导尿管，可见组织缺损延伸到了膀胱三角区；C. 在阴道后壁将尿道前壁进行游离和改造，为分层闭合尿道后壁做准备；D. 用间断可吸收缝线闭合尿道，并将尿道完全改道到两侧耻骨下支，无张力时促进尿道闭合

图 86-3 续　E. 一层筋膜从阴道壁游离，置于尿道后壁并且缝合固定；F. Martius 脂肪垫已经换位至右唇区，贯穿缝合至整个后尿道，阔筋膜悬韧带放置在近端尿道的解剖层次；G. 游离左侧阴唇皮瓣并将其缝合至阴道前壁来闭合缺损

A

B

图 86-4　尿道重建。A. 虚线描述的是初始切口的位置，一旦阴道全部从尿道游离，尿道的缺损需要通过导管用间断 4-0 延迟可吸收缝线闭合；B. 第二层间断缝线是用来加强第一层，其次用 Martius 脂肪垫作为损伤组织的血管蒂（插图）

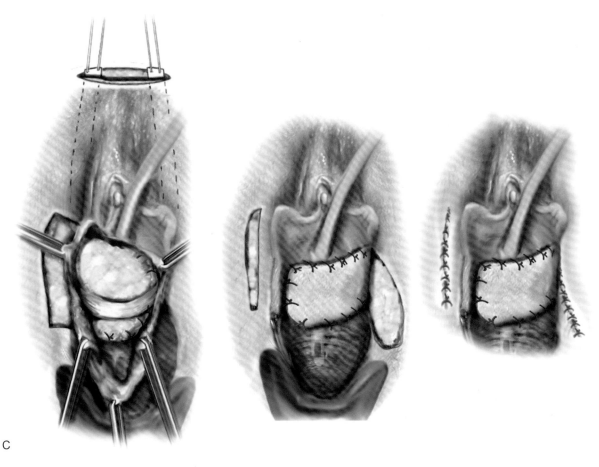

C

图 86-4 续   C. 为保留排尿控制功能，耻骨阴道吊带通常放置在近端尿道的水平。由于多数此类病例都存在阴道前壁大部缺失的情况，在无张力条件下用阴唇皮瓣来闭合阴道前壁并不常见

（许克新　译　王晓峰　校）

第 87 章

膀胱和输尿管的外科解剖

Mickey M. Karram

膀胱是一个中空、肌性器官，它的重要功能就是储尿。其次，因为有肌肉层带来的伸缩性，它同时拥有在储存到最大容量的情况下仍然保持低压的能力。当膀胱空虚时，成年人的膀胱是位于耻骨联合之后的一个盆腔器官。当膀胱胀满时，膀胱上升超过耻骨联合，能很容易被触、叩到。空虚膀胱的结构：有一个顶，一个上壁，两个侧壁，一个底部或后壁和膀胱颈（图 87-1 和图 87-2）。膀胱顶在骨盆稍上，下面是一个脐尿管纤维索，它连接着膀胱和尿囊。这个纤维索从膀胱顶部伸出到脐，位于腹膜和腹横筋膜之间。它把腹膜拱起一个"山脊"叫作脐正中韧带。膀胱上面是唯一被腹膜覆盖的表面。膀胱的上面与子宫和回肠毗邻。膀胱基底的后方，通过子宫和阴道与后面的直肠分隔。膀胱的两个前侧面与闭孔内肌，肛提肌和骨盆相连（图 87-3 和图 87-4）。然而，膀胱与骨盆之间有耻骨后区域（第 32 章）。膀胱内部由数层移行上皮覆盖（图 87-1）。一个疏松的连接组织使得黏膜可以大程度的伸展。正因如此，膀胱空虚的时候黏膜内层是褶皱的，但在膀胱充盈舒张时变得非常光滑平整。这样的结构存在于除三角区外的所有膀胱组织，三角区的黏膜平整地附着在三角区表面的肌肉组织上。这就是膀胱三角区无论膀胱是否充盈都平整的原因（图 87-4）。

成年人输尿管长 28～32 cm，一半走行在腹腔，一半在跨过髂血管之后走行在盆腔（图 87-5）。在腹部和阴道手术时，输尿管可能会被意外地擦伤、撕裂、接扎、部分或全部切断，或者被影响了血供造成缺血坏死。输尿管解剖在第 37 章和第 38 章描述过。输尿管跨过髂血管进入盆腔，此处的髂动脉通常向下分支为髂外血管和髂腹下血管。此处，输尿管正好位于髂腹动脉分支内，腹膜终点外。它与后盆腔壁的腹膜相连。输尿管在子宫动脉下方、子宫颈外 1.5 cm 处，随着它往下前行，输尿管沿着子宫骶韧带侧面进入子宫旁组织的骨盆内筋膜处（主韧带）（图 87-5 至图 87-11）。输尿管接着进入骨盆内筋膜，沿着膀胱侧韧带，与一些膀胱血管和自主盆神经丛伴行，越过阴道前面进入膀胱底部。膀胱内输尿管约长 1.5 cm，分为完全被膀胱壁包裹的壁内段和位于膀胱黏膜下的黏膜下段（约长 0.8 cm）。所有的输尿管肌肉不间断地伸展到膀胱底部延续为膀胱三角区。近膀胱输尿管（末端 3～4 cm）和壁内输尿管被 Waldeyer 鞘包裹（图 87-12）。这个鞘向上走行，它的肌肉成分逐渐与输尿管肌肉组织融合成为输尿管壁的一部分。因此，Waldeyer 鞘近端与输尿管固有肌肉组织融合，远端连接输尿管与逼尿肌（图 87-12）。

膀胱三角区由浅层和深层组成（图 87-12）。膀胱内输尿管的纵向纤维在输尿管口分叉，于膀胱基底延续为膀胱三角区浅层。一些纤维在三角区基底两输尿管之间的黏膜下层交汇。其他的呈扇形散开覆盖尿道内口，继续向下进入尿道。在女性，相同的纤维末端终止于尿道外口。所有形成 Waldeyer 鞘的纤维向下走行连续进入膀胱基底部，形成膀胱三角区深层。上面的纤维相互向内延伸，形成了三角区基底的结构之——输尿管间嵴，或者叫作 Mercier's bar。在膀胱三角区浅层和深层之间存在肌肉连接，可以很容易分开。三角区的两层组织是输尿管下端的直接延续，没有间断或缺失任何肌肉结构。可以说输尿管并没有在输尿管口终止，而是继续向下延续，形成平面结构而不再是之前的管状结构。

图 87-1　经腹膀胱内观。包括膀胱三角区、输尿管开口和输尿管间嵴。
还有三角区的光滑表面和膀胱黏膜的褶皱

图 87-2　耻骨后膀胱直观形象。镊子夹在腹膜外部分的
膀胱顶

图 87-3　腹膜已经被打开，显示膀胱腹膜内部

图 87-4 已打开膀胱显示出三角区。注意：两根输尿管开口插入导管。图片显示正常的膀胱和三角区解剖

图 87-5 图片显示盆腔段输尿管解剖。圆形区域为妇产科手术输尿管最有可能受到损伤的解剖学区域

图 87-6 左侧输尿管和阴道顶的关系

图 87-7 阴道断端被打开,镊子夹在阴道断端的侧边和进入膀胱的左侧输尿管。注意输尿管与阴道断端相距很近

图 87-8 图片显示在骨盆低位左侧输尿管和左侧子宫骶韧带的关系。在这个尸体标本中,输尿管约在子宫骶韧带左侧 2 cm 处

图 87-9 显示右侧输尿管和右侧子宫骶韧带的关系

图 87-10 图片显示右侧输尿管和右侧子宫骶韧带在坐骨棘水平的关系。此尸体标本中,这两个结构的距离约 4 cm

图 87-11 镊子后方的位置是右侧输尿管进入主韧带筋膜通道处。镊子左侧的直角钳的位置是右侧子宫骶韧带进入子宫处

Waldeyer 鞘

输尿管

三角区浅层

三角区深层

图 87-12　Waldeyer 鞘由一些输尿管裂隙的逼尿肌纤维连接而成。这个肌肉鞘在输尿管开口下方变成了三角区深层。输尿管的肌肉组织继续向下延伸成三角区浅层

（许克新　译　王晓峰　校）

第88章

耻骨上导尿管的放置

Mickey M. Karram, Ayman Mahdy

耻骨上膀胱造瘘或耻骨上导尿管是采用手术的方法将皮肤和膀胱连通。一般来说，这种形式的膀胱引流用于膀胱需要长期引流的情况，如某些神经源性膀胱。一些外科医师在下尿路重建术后也喜欢采用耻骨上导尿管引流，这样可以促进更有效的引流（在这种情况下，通常是与经尿道的 Foley 导尿管相结合），或尿道重建术后代替 Foley 导尿管进行排尿，因为担心 Foley 导尿管可引起感染或尿道重建失败。然而，很久以前妇科医生对手术后可能会出现延迟正常排尿的患者已经采用术后耻骨上导尿管，因为耻骨上造瘘管能提高患者的舒适度，并且便于护理，也可以让患者自主控制排尿，从而避免重复经尿道置管来检查残留尿量。但是现在耻骨上造瘘管的使用有所减少，这是由于其有创，并且大多数脱垂或尿失禁患者手术后不需要长期膀胱引流。耻骨上膀胱造瘘为有创性治疗，其并发症罕见，如血尿、蜂窝织炎、肠道损伤、尿外渗等。耻骨上膀胱造瘘的禁忌证包括术后腹腔广泛粘连、腹壁疝、广泛的膀胱重建、膀胱癌和术后抗凝治疗。

主要的耻骨上导管类型已在图 88-1 中列出，耻骨上造瘘管可以采用开放或者闭合技术置入。开放技术常于经腹手术时采用，如耻骨后尿道悬吊术。所有可用的导管类型包括 Foley 导尿管，均已在图 88-1 中列出。在采用开放技术放置耻骨上导尿管时，膀胱通常通过三腔 Foley 导尿管以逆行方式灌注盐水。在横切口上方或者下方，或者在垂直切口的一旁做一个贯穿皮肤的穿刺口。如果将采用 Foley 导尿管，可用一个弯钳从腹直肌及其筋膜下方穿出（图 88-2A）。然后将 Foley 导尿管拉入至膀胱顶的腹膜外区域（图 88-2B）。如果已经行探查膀胱、尿道完整性及通畅性的高位腹膜外膀胱切

开术，Foley 导尿管则放置在膀胱同一切口处，在造瘘管周围缝合两层膀胱（图 88-3，参照第 90 章关于打开和闭合膀胱的描述）。如果手术尚未进行，在腹膜外膀胱顶做一个穿刺孔，导尿管直接放入膀胱，在导尿管周围做一个荷包缝合并将缝线固定在导尿管上（图 88-4）。如果应用商业化的耻骨上导尿管，导尿管和穿刺针放入先前皮肤上的穿刺孔并穿过皮肤肌肉和筋膜。膀胱在顶部被刺穿，要仔细操作避免损伤到大血管。导尿管越过鞘或者导引针置入，鞘或者导引针也随即撤出。观察到流出尿液或者盐水则成功。如果导管有球囊，可将球囊注水并将导管缝合在皮肤上。

闭合造瘘可以采用各种导管（图 88-1）并常用于经阴道手术。患者采取 Trendelenburg 卧位，并且膀胱至少注无菌水 500 ml 或直至可在腹部轻易扪及膀胱。这个体位有助于确保在膀胱和前腹壁之间没有肠管阻挡。常规备皮后，针或者套管针应在耻骨联合上方 3 cm 内穿过皮肤和筋膜进入膀胱。移除针或者套管针（剥去），固定导尿管（图 88-5）。随后可以拔除尿道内导管。许多外科医生喜欢用膀胱镜直视膀胱，这样可以观察套管针和导尿管的位置（图 88-6）。

第三种耻骨上放置 Foley 导尿管或 Malecot 导尿管的方法是将尿道探子或由 Lowsley 牵引器经尿道置入膀胱。探子尖端直达膀胱顶，并顶起膀胱及其上方的腹壁（图 88-7）。在牵引器或探子正上方做一个耻骨上穿刺进入膀胱。导尿管于耻骨上区域缝合固定在探子上，并拉回膀胱且拉出尿道外口，剪掉缝合线。然后将导尿管退回膀胱，气囊注水。这种技术可以置入非常大的 Foley 导尿管（22F）作为耻骨上造瘘管。

图 88-1　术中和术后使用的导管和导管系统的常见类型。A 和 B. Kendall Seamless Robinson 塑料导尿管 12F, 18F；C. Cook Stamey 耻骨上经皮导管组；D. Bard Suprapubic introducer Foley 导尿管组；E. BD Bonanno 耻骨上膀胱引流导管；F 和 G. Kendall Dover 100% 硅胶导尿管 16F, 18F；H. Kendall Dover 3-Way 100% 硅胶导尿管（改编自：Walters MD, Karram MM: In Urogynecology and Reconstructive Pelvic Surgery, 4th ed. St. Louis, Elsevier, 2014.）

图 88-2 Foley 导尿管，在腹部手术中被用作耻骨上导尿管，正在被带过一个皮肤切口。A. 一把 Kelly 钳从切口下面的穿刺孔穿过，抓住导尿管；B. 导尿管被拉过穿刺孔

图 88-3 Foley 导尿管已经通过腹膜外膀胱切开术放置。注意：膀胱在导尿管周围采用两层关闭

图 88-4 Foley 导尿管已通过膀胱穹窿的穿刺口。在膀胱穿刺前放置的荷包缝合被系紧和切开

图 88-5　闭合插入耻骨上导尿管技术。A. 患者处于 Trendelenburg 体位，皮肤的穿刺孔在耻骨上 3 cm 以内。穿刺套管或耻骨上管穿刺进入膀胱，尿液流出。B. Foley 导尿管由套管穿入膀胱，5 ml 的球囊注水。C. 去除剥离鞘。D. Foley 导尿管以荷包缝合固定在皮肤上

图 88-6　膀胱镜下耻骨上导尿管闭式插入。A. 套管针穿过膀胱的穹窿；B. Foley 导尿管通过了套管针；C. Foley 气囊充气；D. 导尿管用缝线固定在皮肤上

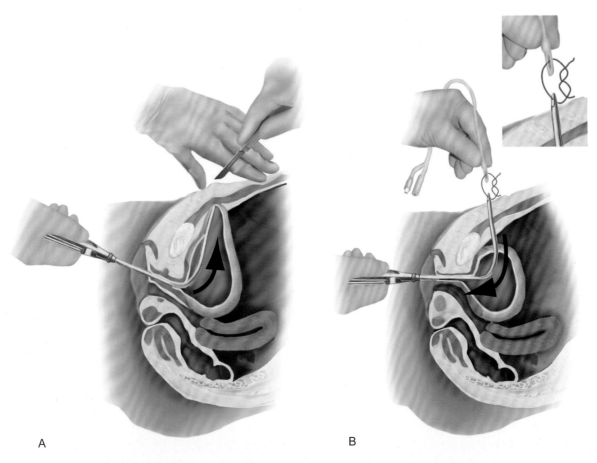

A　　　　　　　　　　　　　　　　　　　B

图 88-7　插入耻骨上导尿管的其他方式：通过尿道探子。A. 由子宫探子撑起的前腹壁准备做耻骨上切口；B. 导尿管被拉入膀胱。插图演示了暂时缝扎确保 Foley 导尿管与探子顶端连接。这一技术允许放置粗 Foley 导尿管作为耻骨导尿管

第 **89** 章

膀胱切开及膀胱损伤的修复

Mickey M. Karram, John B. Gebhart

一、打开和关闭膀胱

在做腹部手术时，术者可能会遇到累及下尿路的盆腔疾病。妇科医生对于进行膀胱切开，以协助从盆腔分离膀胱比较顺手。例如，耻骨后悬吊术中从子宫或从耻骨联合后剥离膀胱。同时，存在损伤输尿管的潜在风险时，进行高位膀胱切开从而探查输尿管完整性是一种合理的选择。在膀胱的腹膜外区域做一个高位膀胱切口是最好的做法。简单方法就是将 Foley 导尿管的球囊移到膀胱的顶部（图 89-1），到达膀胱的腹膜外区域的顶部，并用电刀或手术刀向球囊的位置切下直至贯穿膀胱（图 89-2 和图 89-3）。通过在膀胱顶部的 4~5 cm 长切口，术者可以探查膀胱有无异常缝线或损伤，并直视输尿管口从而保证输尿管无损伤（图 89-4 至图 89-6）。同时，如果有指征，可以逆行放入输尿管支架或小儿喂食管（图 89-7）。输尿管支架的放置可能会对盆腔疾病非常有益，如子宫内膜异位症、盆腔炎、盆腔肿块扭转或累及盆段输尿管。采用 3-0 可吸收缝线关闭膀胱，作者倾向于采用铬肠线缝合，因为铬肠线从不撕裂组织，并且它吸收非常快而不易产生结石。第一层是包括膀胱黏膜的连续缝合（图 89-8 和图 89-9）。第二层是将膀胱壁的肌层缝合使其叠加在黏膜缝合口上（图 89-9 和图 89-10）。通常采用 3-0 可吸收线间断缝合或连续缝合。

二、膀胱撕裂的修复

即使有丰富经验的外科专家，尿路损伤也不可避免。怀疑膀胱损伤时，应在离开手术室之前进行膀胱检查。如果手术是经阴道、经腹腔镜或机器人，最好做一个膀胱镜检查。如果是开放性手术，很多情况下，高位膀胱切开比经尿道膀胱镜检查更为有效。一旦诊断为膀胱损伤，外科医生需要在实施膀胱修补之前检查损伤部位近端到尿道开口这一段。大多数膀胱损伤发生于经腹全子宫切除术、剖宫产或耻骨后尿道悬吊术。当发生损伤时，区分是低位腹膜内损伤还是高位腹膜外损伤很重要。当发生低位腹膜内损伤，损伤的膀胱需要从周围组织中完全游离出来并分层、无张力缝合。而高位腹膜外损伤则采用在前一部分讨论过的打开和闭合膀胱的技术。随着采用剖宫产手术的孕妇数量的增加，在行子宫切开的时候普遍会遇到一些子宫下段和膀胱的粘连。因此，采用锐性分离将膀胱与子宫下段分开十分重要。图 89-11 显示如何在一个严重粘连的患者采用海绵棒钝性分离会造成膀胱的意外撕裂。图 89-12 显示采用锐性分离可以恰当地游离膀胱基底部，使之与子宫下段分离。这可以保证无张力缝合意外切开的膀胱。

大多数经阴损伤膀胱发生在经阴子宫切除术或阴道前壁修补术中。与腹部子宫切除术相比，在经阴子宫切除术时，分离膀胱基底部与子宫颈和子宫下段最好用锐性分离（第 53 章）。图 89-13 显示在经阴道子宫切除术中，钝性手指分离会造成膀胱损伤。在进行膀胱切开修补之前需要完成子宫切除术。膀胱切开需要与周围的组织充分分离，接下来逐层闭合（图 89-14）。

膀胱切开后的持续引流时间取决于膀胱切开的位置和范围。通常，在膀胱非固定部分的高位腹膜外膀胱切开只需非常短的引流时间；然而，在膀胱固定部分的低位腹膜内膀胱切开通常需要 7~10 天的膀胱引流，这可以放置耻骨上导尿管或经尿道导尿管。如果对愈合修复有任何的疑问，在移除导管前需要摄膀胱平片。

图 89-1 Foley 导尿管的球囊移入膀胱的腹膜外区域准备行膀胱切开。已经画了一条线指示膀胱切开的位置和长度

图 89-2 电刀膀胱切开术的绘画示意图

图 89-3 在膀胱腹膜外区域顶起的 Foley 导尿管上方行膀胱切开术

图 89-4 通过膀胱切口评估膀胱内情况。注意：Foley 导尿管已经通过膀胱切口推出，膀胱内放置一个小的 Deaver 或柔性的牵引器，可以看到膀胱的底部、膀胱三角区和输尿管开口。可以看到尿液从左侧输尿管口流出

图 89-5 在耻骨后尿道固定术进行高位膀胱切开术时需要确保膀胱内无缝线穿透

图 89-6 开腹进行高位膀胱切开以利于切开和确保输尿管的完整性

图 89-7 通过高位膀胱切开逆行穿过输尿管支架或小儿饲食管（引自：Walters MD, Karram MM: In Urogynecology and Reconstructive Pelvic Surgery, 2nd ed. St Louis, Mosby, 1999, with permission.)

图 89-8 关闭高位膀胱切开。A. 3-0 可吸收线连续缝合膀胱黏膜，作为高位膀胱切开关闭的第一层；B. 从第一层逐层封闭

图 89-9　高位膀胱切开的两层关闭技术。注意第一层是近黏膜的连续缝合；第二层（重叠）连续缝合肌层

图 89-10　膀胱第二层的重叠式肌肉缝合关闭技术

Foley 导尿管的痕迹
变薄的膀胱壁

B

C

使用海绵棒钝性分离导致膀胱穿孔

海绵棒

膀胱

粘连

子宫纤维瘤

A

图 89-11　A. 在剖腹子宫切除术患者膀胱底部和子宫下段广泛粘连时，使用海绵棒钝性分离；B. 因为海绵棒不断向前剥离，由于膀胱壁较易分离，它分离了膀胱壁，使之变薄；C. 由于使用海绵棒过分钝性分离，而造成膀胱被意外打开

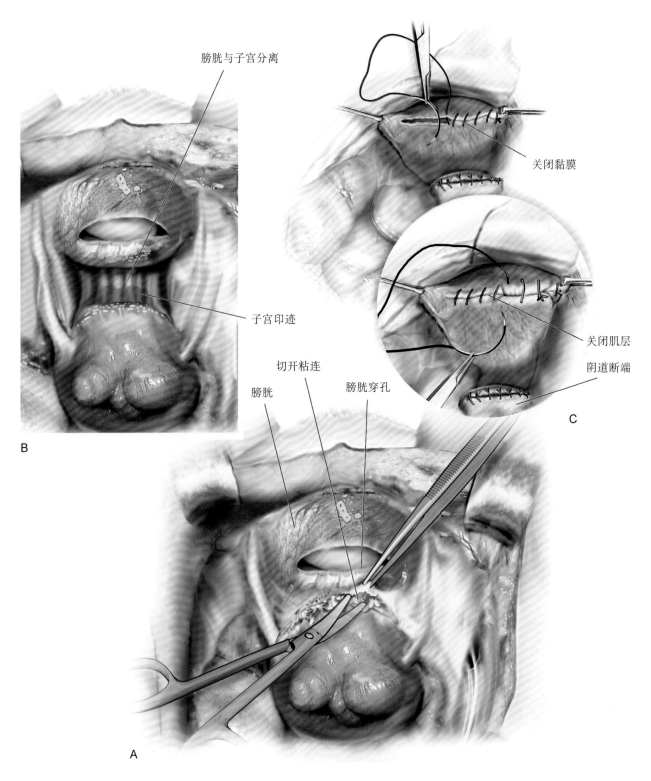

膀胱与子宫分离

关闭黏膜

子宫印迹

关闭肌层

阴道断端

切开粘连

膀胱穿孔

膀胱

C

B

A

图 89-12　A.锐性分离，恰到好处从子宫下段游离膀胱底部；B.膀胱完全游离后，对意外打开的膀胱行无张力缝合（C）

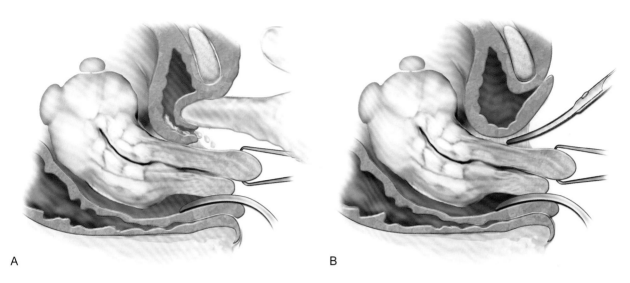

A

B

图 89-13　A. 在经阴道子宫切除时手指钝性分离可能会造成膀胱意外打开；B. 开始从子宫下段游离膀胱底部时使用剪刀锐性分离，形成膀胱子宫之间的空隙

图 89-14　A. 经阴膀胱切开术发生在经阴子宫切除术中，注意：膀胱已经与周围组织分离，以备两层关闭；B. 膀胱切开已经分两层关闭；C. 在闭合阴道断端之前，前方的腹膜已经与膀胱切开术的缝线相分离

（许克新　译　王晓峰　校）

第 90 章

经腹膀胱阴道及膀胱子宫瘘修补术

Mickey M. Karram

一、经腹膀胱阴道瘘修补

下段泌尿道的瘘可以与阴道或子宫相通（图90-1）。尽管经腹膀胱阴道瘘修补的指征存在争议，但是，在膀胱受累的特定情况下最好经腹进行修补，包括高位、难以触及的瘘，多个瘘，累及子宫或肠管，需要输尿管再植等情况。

可以选取中线纵切口或横行切口。中线纵切口更便于进腹牵拉和移动大网膜。如果采用横行切口，经常需要离断肌肉，如 Maylard 或 Cherney 切口，可以使术野显露更加充分（图90-2）。一旦腹膜被打开，肠管被向后方垫开，并常放置一个可以自行固定的牵开器。膀胱得到显露，行高位腹膜外膀胱切口（见前述的开放和关闭膀胱章节）。这样从膀胱内可以见到瘘管（图90-3和图90-4）。如果瘘管接近输尿管开口，应放置输尿管支架管（图90-5）。这可以在术前或术中经膀胱途径由膀胱镜下放置。膀胱切口在膀胱后壁朝向瘘管（图90-6和图90-7）。完全切除瘘管，阴道由膀胱后壁锐性分离（图90-8）。纱布卷或 EEA（末端相连）测定器置入阴道，可以使阴道扩张便于对抗牵引，以利于切开。牵拉阴道并使膀胱对抗牵引，利于准确分离两者分界（图90-9）。非常重要的一点是，切开必须超过瘘管所造成的任何瘢痕（图90-9和图90-10）。然后将阴道用 2-0 可吸收缝线间断缝合，缝合2层更好（图90-10和图90-11）。然后以 3-0 可吸收缝线连续锁边或间断缝合关闭膀胱。同样，膀胱如果缝合2层更好（图90-10至图90-12）。将一片网膜移至瘘修补部位更具有优势。网膜可以缝合于阴道前壁或膀胱后壁，从而提供更多的血液供应，以及缝合部位的组织屏障（图90-13和图90-14）。图90-15显示关闭和修补瘘后的膀胱内情况。图90-16显示一个完成修补的示意图。图90-17以分步方式再次显示经腹膀胱阴道瘘修补。根据修补的范围和环境情况，导尿可以经由尿道或耻骨上造瘘途径（或两者共同）来完成。

二、修补膀胱子宫瘘

膀胱子宫瘘常来源于产科损伤，特别是剖宫产术中膀胱损伤。尿液溢出、切口感染和继发的子宫切口裂开，构成了瘘管形成最有可能出现的继发表现。膀胱子宫瘘患者可以有周期性血尿（经尿、Youssef 综合征）。患者有时还可因瓣膜机制，出现尿失禁或经宫颈漏尿。膀胱和子宫之间的通道可以由子宫输卵管 X 线片很好地显示。小的瘘管可以通过长期膀胱引流或激素抑制月经几个月而自行愈合。

手术修补膀胱子宫瘘与经腹修补膀胱阴道瘘非常相似。取横切口或纵行切口。打开腹膜，行高位腹膜外膀胱切口（图90-17A）。于是可以发现瘘管、锐性分离膀胱及子宫（图90-18至图90-21）。一旦膀胱从子宫完全游离，瘘管可以切除（如图90-22），以 3-0 可吸收缝线间断缝合2层关闭膀胱。然后间断缝合子宫的缺损。在这两处缝合之间固定部分网膜组织，从而完成整个修补（图90-23）。如果患者无将来妊娠的计划，可以对膀胱子宫瘘患者采取经腹子宫切除并缝合膀胱缺损的方式进行治疗。

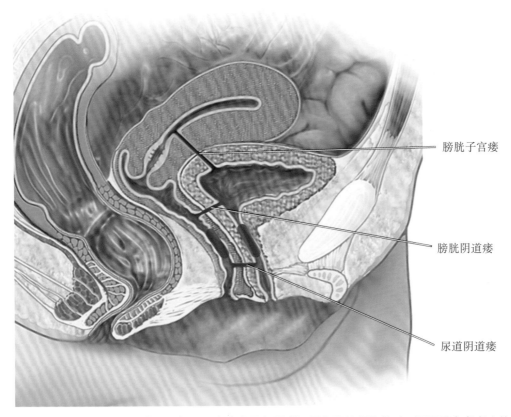

膀胱子宫瘘

膀胱阴道瘘

尿道阴道瘘

图 90-1　下段泌尿道的瘘可以与阴道或子宫相通。当决定是经阴道还是经腹途径修补时，需要重点考虑瘘的范围和解剖学位置

图 90-2　Cherney 变异的低位横行肌肉离断切口。注意：肌肉被从接近耻骨的低位切断下来。然后常横行打开腹膜

图 90-3　患者的膀胱内景象：多发膀胱阴道瘘累及膀胱底的最低部分，紧邻膀胱三角上方。这些特殊的瘘继发于严重子宫内膜异位症经腹子宫切除，膀胱壁很可能被缝合阴道断端的缝线所累及。注意右侧输尿管的支架管

膀胱瘘管开口

已打开膀胱

打开阴道

阴道残端

膀胱阴道瘘

图 90-4 膀胱内瘘管连通阴道

图 90-5 膀胱内景象：由于瘘管接近膀胱三角和输尿管开口，所以双侧输尿管已经置管。切口在膀胱后壁向下朝向瘘管

图 90-6 膀胱后壁已被向下切开至瘘管水平。注意：两个探针已经被置入瘘管

图 90-7　使用锐性分离方法将阴道从膀胱后壁游离。多个探针显示这个特殊病例的瘘管。继续从阴道壁分离膀胱非常重要，直至超过瘢痕最低部分，这使得膀胱的缝合没有张力

组织切除线

阴道膀胱瘘管开口切除

图 90-8　瘘管及阴道和膀胱瘢痕被切除

图 90-9 游离膀胱和切除瘘管已经完成。一个 EEA 测定器放置阴道以利于将膀胱从阴道锐性分离。注意切开已经延长超过瘘管最低点

图 90-10 图中标注为阴道断端被可吸收缝线间断缝合。膀胱切口最低部分已经被 3-0 可吸收缝线间断缝合

图 90-11 完成切开，瘘管已经被切除。阴道已经被关闭，已经开始缝合膀胱后壁。注意切开已经扩大到瘘以下的水平

图 90-12　从内部看膀胱下部关闭的景象。由于黏膜下层是膀胱非常依赖的部分，如果可能的话，最好对其进行缝合

图 90-13　网膜被牵至盆腔

图 90-14　网膜被固定在阴道顶端，作为阴道和膀胱间组织

图 90-15　修补完成后从顶部看膀胱内景象。注意：膀胱三角被修补后有轻微的扭曲

网膜片放置

膀胱阴道缝合

图 90-16   完成修补的示意图。注意：膀胱和阴道关闭，中间为网膜组织（插图）

图 90-17　经腹修补膀胱阴道瘘。A. 修补以高位腹膜外膀胱切口开始,可以见到膀胱内景象,发现瘘的准确位置。B. 已经发现瘘在膀胱内的位置。C. 用刀锐性分离,使阴道瘢痕从膀胱底游离开。扩大切口至瘢痕以下的位置非常重要,利于膀胱和阴道断端的愈合。D. 阴道断端已经被 2-0 延迟可吸收缝线关闭。E. 同阴道断端一样,膀胱后壁已经被关闭,一片网膜组织被牵引固定于阴道前壁,作为阴道和膀胱底之间的组织

图 90-18   子宫下段，也可能包括宫颈上段，与膀胱底之间的膀胱子宫瘘。虚线标记处为显露瘘管而行的膀胱切口

图 90-19   已经采取了高位膀胱切口，并从子宫锐性分离膀胱

图 90-20 膀胱子宫瘘。注意：已经采取了高位膀胱切口。一根探针由膀胱内经瘘管置入子宫

图 90-21 膀胱子宫瘘。注意已锐性分离膀胱和子宫下段。子宫的探针穿过了膀胱后壁的缺口

子宫瘘管开口

图 90-22 锐性分离已经完成，膀胱和子宫已经完全分离

网膜片放置

膀胱阴道缝合

图 90-23　膀胱和子宫均分 2 层缝合关闭。插图显示网膜放置于两个缝合之间

（王志启　译　王建六　校）

第91章

膀胱阴道瘘的阴式修补术

Mickey M. Karram

90% 的膀胱阴道瘘是由于手术治疗良性的盆腔疾病引起的，其中经腹全子宫切除术，以及近些年发展起来的腹腔镜及机器人全子宫切除术是最常见的原因。瘘什么时间出现症状取决于损伤的程度、部位和尿液引流的方式。术后立即出现的漏尿可能代表着下尿路未被发现的穿孔或裂伤。许多瘘继发于创伤、钳夹或缝合穿透下尿路，所导致血供阻断和坏死，于术后 2~10 天瘘管形成。

如果膀胱阴道瘘在发生 7 天内得以诊断，且直径<1 cm，与恶性肿瘤和放疗无关。单纯膀胱引流 4 周，12%~80% 的病例可自行愈合；但是其结果无法预计。膀胱镜下烧灼小的病变也可能有效。膀胱阴道瘘标准的处理中，损伤到修复的间隔时间规定：继发于手术和产科的瘘为 3~6 个月，放疗导致的瘘为 1 年，以保证坏死和炎症完全消失。但是，近来有学者早期关闭小的瘘管也取得了很好的结果。

绝大多数膀胱阴道瘘可以经由阴道关闭。单纯的膀胱阴道瘘经常用 Latzko 技术进行修补（图 91-1），然而更为复杂的病例经常需要切除通道，以及分层缝合缺损（图 91-2）。如果瘘累及一侧或双侧输尿管开口（图 91-3），手术开始即应留置输尿管导管。术中经瘘口置入儿科用的 Foley 导尿管有助于翻转瘘缘，改进切除的稳定性（图 91-4）。

局部阴道闭合的 Latzko 技术可以用于修补子宫切除术后膀胱阴道瘘，初次修补后的治愈率为 93%~100%。作为一个简单的手术，该技术具有手术时间短、失血量少、术后并发症少的优点。阴道长度不足并不是问题，除非阴道已经很短。在 Latzko 手术中，瘘口周围阴道黏膜在各个方向至少游离 2.5 cm，使用 2-0 或 3-0 可吸收缝线间断

分层缝合阴道下组织和阴道黏膜（图 91-1）。邻近膀胱的阴道壁由移行上皮修复。

对于复杂的或大的瘘，最好采用传统技术。这包括在瘘的区域环形标记阴道黏膜（图 91-2A）。从耻骨宫颈筋膜上充分分离阴道黏膜，以使得关闭组织没有张力。这经常需要相当程度地游离阴道（图 91-5 和图 91-6）。牵拉瘘管的瘢痕组织，阴道黏膜边缘反向牵引，以利于准确切开阴道。在各个方向上分离阴道下层。有时，进入腹腔利于游离瘘管（图 91-6 和图 91-7），如果瘘管很小，可以将其完整切除。如果瘘管大并且已纤维化，应将边缘修剪至新鲜（图 91-5A）。过度切除瘘的边缘会使缺损扩大，增加术后膀胱边缘出血风险。这可以导致尿管堵塞、膀胱扩张、修补失败。如果游离困难，在瘘的一定距离外进行环形阴道切开，有利于游离和低张力缝合。一旦瘘管被切除或瘘的边缘形成了具有健康血供的健康组织构成的新鲜创面，就可以进行分层缝合（图 91-2）。第一层包括 3-0 延迟可吸收缝线间断缝合瘘口两侧黏膜外组织。缝合好全部缝线后分别打结。翻转初始缝合线，第二层以类似方法缝合膀胱肌层部分。这一层缝合将覆盖第一层缝线（图 91-2）。作者在这个时候选择亚甲蓝或消毒牛奶注入膀胱来验证修补的完整性。应注意要避免膀胱过度膨胀。这可以保证整个瘘已经被发现并适当关闭。在瘘的关闭中试着进行第三层缝合，即以 3-0 延迟可吸收缝线进行耻骨宫颈筋膜间断缝合。有时，如果已经进入腹腔，一片网膜或腹膜可以放置于修补的瘘和阴道之间（图 91-6C）。阴道黏膜以 2-0 延迟可吸收缝线关闭（图 91-2）。当瘘管接近输尿管口时，应当特别注意不要损伤输尿管的完整性，可以采取的方法包括：放置输尿管导管

（作者更倾向于使用双 J 管），以及避免过度扭曲膀胱三角的解剖结构。图 91-8A 显示了在前壁放置补片后，发生了累及膀胱三角的膀胱阴道瘘的膀胱内景象。注意：阴道生物网片靠近右侧输尿管。图 91-8C 显示了修补术完成后，由于解剖结构没有变化，因此避免了输尿管损伤。术后常规阴道填塞 24 小时，膀胱引流 10～14 天，然后行膀胱造影确保伤口完全愈合。作者认为经尿道 Foley 导尿管是最有效的膀胱引流方法。

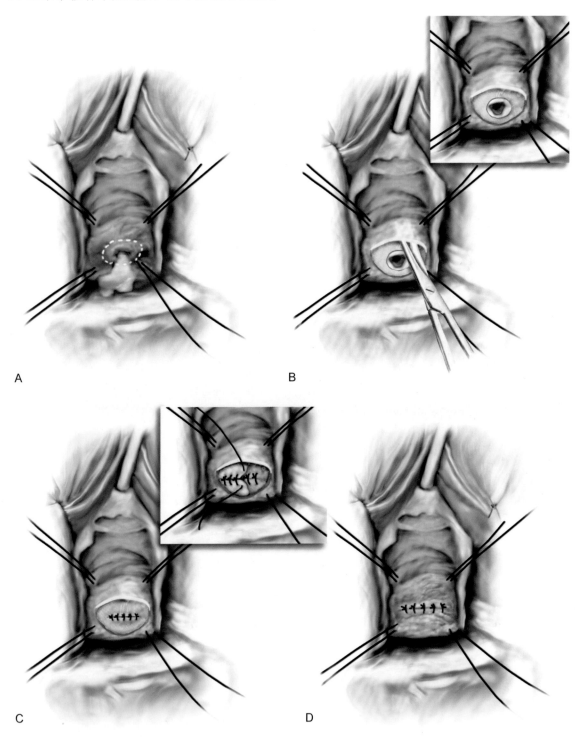

图 91-1　局部阴道闭合的 Latzko 技术。A. 阴道壁留置固定缝线，协助显露瘘管。环绕瘘管进行起始的圆形切开（白线标记）。B. 各方向游离阴道黏膜 2.5 cm。C. 用延迟可吸收缝线缝合阴道缘。注意：不要试图切除瘘管或使瘘管边缘显露出新鲜组织。如果可能，在第一层上，缝合耻骨宫颈筋膜作为第二层。D. 缝合阴道黏膜，完成修补

阴道壁

耻骨宫颈筋膜

膀胱肌层

膀胱黏膜

图 91-2　膀胱阴道瘘阴式修补的经典方法。A. 留置固定缝线，协助显露瘘管。在环绕瘘管进行起始的圆形切开后，瘘管被完全切除（小的瘘），或者修剪瘘边缘处的瘢痕，直至显露出有血管的新鲜组织（大的瘘）。B. 向各个方向广泛游离阴道黏膜，分层缝合瘘管。第一层以 4-0 延迟可吸收缝线缝合膀胱切缘的黏膜外部分，第二层缝合膀胱壁的肌层，覆盖第一层。C. 第三层是在膀胱外缝合耻骨宫颈筋膜。D. 缝合阴道黏膜，完成修补

宫颈

膀胱阴道瘘

膀胱三角

正面观

图 91-3　膀胱阴道瘘的膀胱内景象。注意：瘘非常接近右侧输尿管开口

图 91-4　一根 Foley 导尿管放置于瘘管内，向下牵拉组织，有助于分离

图 91-5 膀胱阴道瘘的阴式修补。A. 在阴道断端水平见到瘘口；B. 儿童 Foley 导尿管被放入瘘管，便于从膀胱上切除阴道；C. 由阴道前壁锐性分离完整游离瘘管；D. 瘘管被切除，准备分层缝合关闭膀胱缺损

图 91-6　既往 Latzko 技术修补失败的再次阴式修补。
A. 钳夹既往 Latzko 修补产生的瘢痕组织，准备切除；
B. 在从膀胱前壁游离阴道过程中，进入腹腔，有利于游离瘘管；C. 瘘管被切除，缝合两层。进入腹腔，将网膜放置于膀胱和阴道之间

图 91-7　多发膀胱阴道瘘。A. 三个分离瘘管的膀胱内景象；B. 一根 Foley 导尿管被置入最大的瘘管，锐性分离完成瘘管的游离，在阴道断端水平进入腹腔

输尿管支架

瘘道部的 Foley 导尿管

膀胱黏膜下的生物网片

A

B

输尿管支架

取出网片和修复瘘以
后的膀胱内缝合线

C

图 91-8　A. 膀胱三角区膀胱阴道瘘的膀胱镜下景象，该
瘘发生于使用生物网片的前壁修补术后。注意：靠近右
侧输尿管黏膜下可见大量的生物网片。B. 膀胱阴道瘘阴
式修补术所取出的生物网片。C. 修补完成后的膀胱镜下
景象。注意：在黏膜外缝合对膀胱三角解剖结构造成的
扭曲最小

（王志启　译　王建六　校）

第 92 章

盆腔手术时输尿管损伤的处理

Michael Maggio, Emanuel C. Trabuco, John B. Gebhart

1%~2% 的妇产科大手术会发生下尿路损伤。尽管损伤的风险随手术的难度而上升（如大子宫、大出血、严重脱垂、恶性肿瘤、子宫内膜异位症），仍有 50% 的损伤发生在并不复杂的手术中。此外，如果不做膀胱镜检，多数损伤在手术中无法发现，因此导致了更高的发病率、诊断费用，住院日更长，再次手术率、反复诊治率更高，诊断延迟（如肠梗阻、尿脓毒症、瘘管形成）。根据研究的类型（回顾性研究或前瞻性研究）和损伤定义（悬吊扭曲、结扎或挤压伤）的不同，妇产科术后输尿管损伤发生率为 0.2%~11.0%。每位妇产科医生都应具备保证术中输尿管完整性和避免术中输尿管损伤的能力。在阴道和腹腔镜手术中，使用靛胭脂后用膀胱镜观察输尿管口喷尿有无蓝染，可以判断输尿管有无损伤（见膀胱镜检部分）。在开放的腹部手术中，必要时术中切开膀胱，找到输尿管口，可以避免术后再次行膀胱镜检查（第 89 章）。对于某些病例，膀胱镜下置入输尿管导管可以减少输尿管损伤（图 92-1 和图 92-2）。不同患者的输尿管解剖有一些变异，如果盆腔解剖异常，输尿管解剖也可能有变异。同样的，术中急躁和错误使用电刀也会导致输尿管损伤（图 92-3 至图 92-5）。术中或术后处理输尿管损伤的步骤取决于损伤的程度及位置。

一、输尿管切开术和置管术

术中可能会遇到输尿管严重纤维化或解剖变异。在这种情况下，输尿管切开顺行置入输尿管支架管至膀胱，或者逆行置入肾盂可能会有帮助。手术过程如下：尽量减少输尿管分离，避免离断输尿管及输尿管周围组织的血供，以免缺血损伤。切开前可以在切口附近留置缝线，同时使用带勾刀行输尿管切开。作者喜欢做纵向切口，这样便于插入输尿管导管以确保输尿管显露清楚，也利于确定梗阻的平面，或者协助向下分离输尿管近膀胱段。使用 4-0 或 5-0 可吸收线间断缝合输尿管，缝合应包括外膜及输尿管肌肉浅层。缝合前置入 DJ 管，同时留置引流管，在引流量减少时拔除（图 92-6）。

图 92-1　A. 右侧输尿管远端浆膜层损伤导致缺血发生。这种类型的损伤可以通过膀胱顶壁切开逆行置入输尿管支架管处理。B. 6F × 26 cm DJ 管及导丝，在放置时，导丝可以增强 DJ 管的硬度

图 92-2　膀胱顶壁切开，双侧输尿管逆行置入 DJ 管

图 92-3　图片显示右侧输尿管远端汇入膀胱（左箭头）。此图说明子宫切除术后阴道穹窿脱垂修复中阴道断端与输尿管相距很近。没有仔细辨认出子宫骶韧带及阴道残端（右箭头）邻近的输尿管，很可能会导致输尿管损伤

图 92-4　图片显示子宫骶韧带阴道顶悬吊术后左侧输尿管梗阻。近端扩张的输尿管（左箭头）、结扎的缝线（右箭头）

图 92-5　图片显示根治性子宫切除中，错误使用电切导致的输尿管离断

盆腔漏斗韧带

输尿管

髂外动脉

到肾盂

到膀胱

浆膜

图 92-6 输尿管切开技术。A. 双侧留置缝线以利于牵引输尿管，使用带勾刀在输尿管上做纵向切口；B. DJ 管逆行置入肾；C. DJ 管顺行置入膀胱；D. 使用 4-0 或 5-0 可吸收线间断缝合输尿管，缝合只能包括外膜及输尿管肌肉浅层

二、输尿管输尿管吻合术

当输尿管撕裂或部分横断发生在输尿管髂血管交叉平面以上时，往往推荐行输尿管端端吻合术。多数发生在这个平面以下的损伤推荐行输尿管膀胱吻合术（见输尿管膀胱吻合术）。输尿管损伤不仅仅是解剖问题，腹膜后感染、尿外渗、淋巴囊肿、剥离输尿管导致的损伤、对子宫血供的影响等都需要重视。在输尿管端端吻合中，必须分离一段输尿管才能保证无张力吻合。近端及远端的输尿管断端各做一药刀状断面，间断缝线来完成端端吻合（图 92-7 和图 92-8）。吻合前置入一个双 J 管，吻合后 4~6 周去除 DJ 管。输尿管周可置入 Jackson-pratt 或 Penrose 引流管单独从皮肤引出。

输尿管药刀状切缘

5-0 可吸收线

输尿管输尿管吻合

输尿管支架

A

B

图 92-7　输尿管吻合术概要。A. 吻合前输尿管断端剪成药刀状断面，以增加吻合断端的面积；B. 完成吻合后置入引流管

图92-8　尸体解剖显示输尿管吻合术。A. 输尿管已被离断，支架管穿出离断输尿管远端；B. 输尿管近端充分游离，输尿管两端在无张力或低张力下汇合；C. 为断端吻合做准备，远端输尿管末端在6点钟方向被修剪成药刀状；D. 近端输尿管末端在12点钟方向被修剪成药刀状；E. 图示输尿管吻合术，缝合方法见图92-7，使用细可吸收线缝合，保证垂直进针，对侧垂直出针，图片显示6点钟方向已缝合

三、输尿管膀胱吻合术

远端输尿管损伤需要膀胱再植，可以采用膀胱内膀胱外联合修复的方法。任何再植都需要确保无张力吻合，同时构建足够长的黏膜下隧道以防止反流。腹膜后入路暴露膀胱（图 92-9），做膀胱正中切口，在正中切口的一侧留置缝线牵引。向一侧和远端牵拉暴露膀胱三角区（图 92-10）。尽量向下游离输尿管（图 92-11）。然后断掉输尿管准备再植（图 92-12），选择合适的输尿管再植点，最好

靠近三角区。用断腱剪刀和直角钳分离 15～20 mm 黏膜下隧道（图 92-13）。牵引离断的输尿管通过膀胱壁肌在黏膜下潜行（图 92-14）。在新输尿管口处做环形缝合（图 92-15 和图 92-16）。第一针在 6 点钟方向全层缝合膀胱壁肌肉、黏膜及输尿管壁。然后环形缝合输尿管断端和膀胱黏膜（图 92-16）。输尿管膀胱吻合可以用 4-0 或 5-0 可吸收缝线进行间断缝合。在关闭膀胱之前放置输尿管支架管，4～6 周后拔除（图 92-17）。图 92-18 总结了输尿管膀胱吻合的全部技术。

图 92-9　膀胱已游离远离耻骨，准备膀胱切开

图 92-10　膀胱高位切开，显露膀胱三角

图 92-11　脐带保护带环绕右输尿管下段协助牵引输尿管

图 92-12　输尿管已离断准备再植

图 92-13　分离黏膜下隧道 15~20 mm

图 92-14　牵引离断的输尿管通过膀胱壁肌层在黏膜下潜行

图 92-15　置入输尿管支架管以利于输尿管膀胱再植

图 92-16　用 4-0 或 5-0 可吸收线缝合输尿管膀胱一周

图 92-17　关闭膀胱之前，置入 DJ 管

图 92-18　输尿管膀胱吻合技术。A. 留置缝线，高位膀胱切开；B. 分离黏膜下隧道；C. 输尿管通过黏膜下隧道；D. 用 4-0 或 5-0 可吸收缝线把输尿管固定在膀胱上；E. 置入 DJ 管关闭膀胱

四、输尿管膀胱吻合＋膀胱延伸

　　腰大肌固定术是获取足够长度（膀胱）相对简单的方法，有利于成功地进行输尿管膀胱吻合（图 92-19）。这项技术基于这样一个事实：膀胱的变形延长 3～5 cm，一般不会影响膀胱的功能。这个手术的相对禁忌证是：膀胱挛缩瘢痕；既往盆腔手术累及膀胱血供。从下腹壁切开前壁层腹膜，膀胱向后移位远离耻骨联合。如果需要额外的长度，可以在膀胱上横向分离壁层腹膜，这样就完全分离开一侧膀胱。通过膀胱前壁的纵行切口，伸入一个手指协助膀胱上升至同侧髂腰肌前方，可以结扎对侧的膀胱上动脉及中部动脉，以进一步增加膀胱的移动性。输尿管可以吻合在膀胱顶，同时做一个抗反流黏膜下隧道。老年患者反流率较低，可以直接吻合在膀胱顶部。输尿管再植中无张力及无成角非常重要。再植需要 DJ 管支撑，缝合膀胱黏膜如前所述。

五、Boari 膀胱瓣

　　Boari 膀胱瓣可以进一步缩小输尿管与膀胱的距离。取膀胱瓣后卷曲成管状（图 92-20 至图 92-21）。膀胱瓣的长度取决于膀胱后侧壁与预期吻合口的缺损距离。膀胱瓣卷曲成管包绕输尿管，输尿管走行于膀胱瓣黏膜下隧道内。如果没有足够的长度做黏膜下隧道，也可以行输尿管 - 膀胱瓣管端端吻合。同样，再植后需要 DJ 管支撑。

　　输尿管损伤发生后，需要根据损伤的部位决定手术方式。图 92-22 总结了不同损伤平面的可选手术方式。

髂腰肌

结扎的远端输尿管

图 92-19　显示腰大肌固定术术后。注意：输尿管再植完成后再把膀胱固定在腰大肌上

图 92-20 Boari 膀胱瓣概要。A. 用于构建膀胱桥的膀胱斜切口的大体轮廓，注意基底较宽（基底部约是游离长度的 2 倍），以及预期输尿管吻合口的轮廓；B. 箭头示预期输尿管再植位置；C. 端 - 侧输尿管膀胱再植术，以及 DJ 管置入；D. 关闭膀胱，腰大肌无张力固定膀胱（未显示）

图 92-21 尸体解剖显示 Boari 膀胱瓣构建术。A. 选择合适的膀胱区域，留置缝线标记；B. 在膀胱前壁腹膜外区域选择 U 形切口，用虚线标记

图 92-21 续　C. 向头端牵引膀胱瓣；D. 构造黏膜下隧道；E. 牵引输尿管通过黏膜下隧道，修饰成铲形，缝合到 Boari 膀胱瓣壁上；F. 在输尿管上把膀胱瓣卷曲成管状，关闭膀胱瓣；G. 关闭膀胱，修复完成

- 经皮肾盂造口
- 经皮肾造瘘

- 输尿管输尿管横向吻合
- 内支架
- Boari 补片
- 回肠输尿管重建
- 输尿管输尿管吻合

- 腰大肌固定术
- 输尿管新膀胱开口
- 输尿管 - 输尿管吻合

图 92-22　图片显示输尿管的全长。根据输尿管损伤的解剖平面不同显示不同的手术方式

（许克新　译　王晓峰　校）

第93章

膀胱逼尿肌顺应性异常的手术处理

W. Stuart Reynolds, Roger Dmochowski, Mickey M. Karram

当非手术治疗或内科治疗逼尿肌顺应性异常失败时，少数的外科治疗方法就成为"难治性"患者的选择。近来，共有 3 种可接受的外科治疗方法：① 骶神经调节（sacral neuro-modulation, SNM）；② 可注射的膀胱神经调节剂，最常见为肉毒素（BoTN）；③ 膀胱扩大。随着对 3 种治疗方法的了解和经验的积累，这 3 种方法的应用、适应证和技术在不断进展。而患者的选择是决定手术术式的重要方面；此外，对患者进行正确的评估非常必要。

一、患者评估

全面地了解病史才能阐明患者的尿路症状，评估任何先前的内科或外科治疗，并且识别内科协同治疗的条件。这一切会影响治疗成功的可能性，或者带来不同治疗方式的禁忌证。总体来说，一位患者经过多种非手术治疗无效，先前治疗被完全理解，才能被考虑应用外科方法治疗逼尿肌顺应性异常。仔细地体检是成功的保障，包括下腹和盆腔有无解剖异常，如女性的阴道窥器检查和双合诊检查来评估有无盆腔器官脱垂；男性患者要进行前列腺检查。此外，后背下方和脊柱的视诊、触诊能够通过骨性异常或瘢痕的体征来发现任何脊柱手术可能导致的神经源性膀胱。最后，四肢检查要了解有无足部水肿、神经或肌肉骨骼原因的异常。

膀胱或排尿日记被认为能够更好地阐释泌尿功能异常程度，它不仅能确定诊断目标，还可以作为术后比较的基线。同样，患者自我阐述的生活质量评分和症状严重程度能够提供一个更客观、更有可比性的泌尿功能异常评估。最终，在任何非手术或经验性治疗失败的患者中，多通道尿流动力学检查能客观区分排尿功能异常的病因，定位任何阴性或令人担忧的与排尿主诉相关的预后因素，如膀胱容量和顺应性、逼尿肌过度活动、静息逼尿肌压力，以及逼尿肌与括约肌的协同性，所有这些因素都可能是肾功能不良的暗示。联合 X 线检查（影像尿流动力学检查）有助于判别膀胱或输尿管解剖异常，这些异常包括：膀胱输尿管反流、膀胱形态和膀胱颈功能。

二、三种外科治疗方式的介绍

骶神经调节法在 1997 年被 FDA 批准（骶神经调控，美敦力公司，明尼阿波里斯市，明尼苏达州），它当前适用于治疗急迫性尿失禁、尿频 - 尿急综合征、特发性尿潴留和大便失禁。虽然，SNM 作用的确切的机制目前还未完全清楚，它通过调节电刺激脊神经根躯体传入轴突来调节膀胱活动，这些传入轴突依次调节中枢神经系统排尿和控尿反射途径，也可能通过抑制在膀胱反射路径的中间神经传导来实现调节。

当前应用的骶神经调节装置（一个电池供能的神经刺激器，一个可伸缩的电缆和一个可通电的导联，图 93-1A）通过一个成熟的两步法过程安装。第一步先是经过皮肤安装半永久的导联，可通电，随导丝放置到骶 3 脊柱孔（S_3）附近（图 93-1B）。这项操作需 Ⅳ 级镇静和透视引导。定位导线是一种绝缘的电刺激导线，其尖端附近有 4 个接触点和 4 个塑料可折叠突起，这有助于将导线固定到周围的组织。该装置附有临时的外部电刺激器，随后 1~4 周的临床试验期间将评估患者对治疗的反应。如果有益的结果出现（定义为症状改善超过 50%），第二步将通过外科手术在上臂部置入一个脉冲发生器（IPG）与先前安置的导联相连。如果没有明显的效果，将先前置入的导联拆除，也不置入 IPG。脉冲发生器的调节可以通过远程装置。最近，一个名为经皮神经评估（Percutaneous Nerve Evaluation, PNE）的办公程序已经普及。该程序在局部麻醉的环境下进行工作，且不需要透视引导。如在置入 PNE 后观察到症状改善，患者可进行完全置入。

使用肉毒素注射入膀胱来治疗排尿功能异常的热度近年来有增无减，虽然肉毒素目前还没有被 FDA 允许用于泌尿生殖系统。引发肉毒素中毒的毒素产生于肉毒杆菌，它可能是 7 种不同血清型细菌的一种（boTN A, B, C1, D, E, F, G）。当前，只有肉毒素 A 和 B 能够用于临床。肉毒素通过分离某个可溶性蛋白复合体（N 乙基马来酰亚胺敏感结合蛋白受体复合物，SNARE）的特殊位点起作用，且具有血清型特异，这个受体负责内吞神经元发出的神经传导递质小泡。在使用研究最充分的毒素亚型 -boTN A 中，特异的基质是 25 kD 的突触体相关蛋白（SNAP-25），它是 SNARE 复合体的一个组成成分。这就导致抑制突触从周围运动神经元释放乙酰胆碱（图 93-2）。

肉毒素被认为能抑制从神经肌肉连接端释放乙酰胆碱。泌尿系统治疗剂量的肉毒素用于膀胱注射，能引起肌肉或膀胱麻痹。此外，肉毒素可以直接抑制感觉神经活动，调节膀胱感觉传入。为防止膀胱过度活动或顺应性下降，两种作用机制都会发挥作用。目前，膀胱内注射肉毒素尚无标准化的方法或技术：使用剂量范围很宽，而且不同的注入量被随访。通常，肉毒素在局部麻醉或全身麻醉下，经膀胱镜注射入患者膀胱壁。在门诊手术室完成。肉毒素注射通常立即见效，注射后第 1 天症状就有明显

改善。然而，这种效果总体来说持续较短，6 个月后逐渐减退。

当非手术或微创方法治疗膀胱顺应性异常失败时，最积极的治疗选择是膀胱扩大术。膀胱扩大术的目的是产生大容量、低压力（如高顺应性）的储尿囊。储尿量增大可维持更长的储尿时间，这对尿失禁有利；此时逼尿肌压力仍较低，可保护上尿路系统功能不受损伤，避免导致肾衰竭。这一结果的取得是在膀胱能够排空的前提下，很多患者在膀胱扩大后依赖于间歇导尿。

现今已发展大量不同组织的多种方法用于膀胱扩大术，如去管化一段小肠（回肠膀胱成形术、盲肠膀胱成形术、乙状结肠膀胱成形术和胃膀胱成形术），扩张的输尿管（输尿管成形术），自主膀胱扩大术（去除膀胱顶壁的逼尿肌），还有最近出现的使用生物工程组织技术生产的生物学替代组织。最常见的方法是使用小肠——特别是回肠，而且由于它的特性被了解的最充分，后续的讨论焦点主要集中在技术上。

上文所描述任何技术的使用效果主要取决于正确地选择患者。总而言之，70% 的尿急、尿频或急迫性尿失禁的患者使用 SNM 取得了成功，成功定义为"症状改善超过 50%"。而且，对于很多患者而言，这一效果可维持 5 年以上。在应用肉毒素治疗的患者中，膀胱过度活动症患者 80% 都认为症状得到改善，同时神经源性逼尿肌过度活动 70% 的患者显示改善。总体来说这一方法的有效性于 6 个月后消失，因为那时肉毒素的效果会减弱。重复注射被预计可取得相似效果。在进行膀胱扩大术的患者中，控尿的改善率超过 75%，其中超过 50% 可完全控尿。在一些报道中，超过 80% 的患者可解决术前尿急现象。

A   B

图 93-1　A. InterStim 设备（明尼苏达州美敦力公司），由电池供电的远程可编程神经刺激器 [可置入式脉冲发生器（IPG）]，半永久定向电引线和绝缘延长电缆组成；B. 插图描绘了刺激引线的 4 个电接触点在第三骶神经根（S_3）附近的最终位置，以及 4 个塑料突出物或嵌入嵌入并固定到覆盖骶骨孔的组织上的尖齿（经允许引自：Medtronic, Inc. © 2013.）

图 93-2　描绘肉毒杆菌毒素的分子作用的示意图（经允许改编自：Rowland LP. N Engl J Med 347: 382, 2002.）

三、外科手术

（一）骶神经调节

外科置入 SNM 装置需要两步：第一步，电刺激导联需要经皮穿过 S₃ 神经孔放置且固定于接近 S₃ 神经根附近；第二步，在外置装置临床试验显示有效后，用外科方法将 IPG 置入上臂部。

第一步——放置经皮导联。患者俯卧位置于手术床上，大腿上部、臀部、后背下部先广泛消毒，铺有洞巾且要可见臀线，如图 93-3。在透视下使用金属外科器械，在皮肤表面标记 S₃ 孔体表投射点（图 92-3D）。一个 20G 有孔针以 60° 头端指向 S₃ 孔穿刺入皮肤 2 cm 并直接进入 S₃ 孔（图 93-4A）。位置正确与否通过使用外接刺激器电刺激针来验证（图 93-4B），同时通过检验合适的运动和感觉反射，这一 S₃ 反射包括盆底的下位神经元反射和同侧踇趾的跖曲（表 93-1）。双侧骶孔针用来评估是否每侧均获得更好的反射（图 93-4）。使用塞尔定格方法，导向性导丝（23G）被穿过针孔放置，然后将针移去留下导丝。用手术刀沿导丝切开皮肤，在透视引导下，将穿刺器（包含 14G 鞘和安置其内 16G 扩张器）通过导丝放置于合适的深度（图 93-4C）。穿刺器上不透射线的标志（一个在扩张器尖端，另一个在鞘尖端），将装置精确定位于 S₃ 孔内。穿刺鞘标志应放置在 S₃ 孔的腹侧，而且扩张器的尖端标志刚好在孔的上方（图 93-4D）。移去穿刺器的导丝和扩张器，只留下穿刺器的鞘。

然后，尖的导联置入鞘内（图 93-5A）并留置于电接触点 1# 横跨在 S₃ 孔腹侧（图 93-5B）。将穿刺器的鞘轻轻撤出到导联的白色标志上，显露导联接触点而不使尖端的塑料突起散开。通电刺激以便确认导联的位置合适。所有 4 个位置都需检测其合适的运动和感觉功能。位置满意后，穿刺鞘可完全移除，调整塑料突起，使导联固定于周围的软组织。

此时，在导联放置的对侧上臂部用刀切第二个 3 cm 的皮肤切口，扩成一个小的皮下囊袋（图 93-6A）。它是用于将来放置 IPG 的。隧道穿刺器装置将刺激导联顺入 IPG 囊袋，隧道穿过囊袋，移除锋利的套针刀，将导联穿过剩余的塑料护套或隧道（图 93-6B 和 C）。临时外部引导线的延伸部分延伸到 IPG 口袋内，连接刺激导联，并且外部延伸部分进一步穿过隧道以将其超出外部出口到 IPG 口袋（图 93-6D）。导联走皮下隧道是为了减少带有外接导线的 IPG 装置感染的概率。外导联连接于外刺激器。剩下的导联导丝和连接盖被埋于先前弄好的皮下囊袋内，其上方的皮肤用可吸收缝线缝合。经皮的尖导联置入点也用可吸收线简单的间断缝合覆盖。

外部刺激器经过一段时间的成功试验后——症状改善 50% 定义为成功，进行二期手术，置入 IPG。切开臀部之前的切口，暴露埋入的导线。切除导线延伸部分，并扩大皮下的囊袋，以适应 IPG。将 IPG 与定向刺激导线连接，并埋在皮下囊袋中（图 93-7）。用可吸收线将皮肤切口缝合。患者醒后，就可以使用远程编程设备对 IPG 进行编程。图 93-8 说明了对 S₂ 到 S₄ 不同刺激的反应，图 93-9 显示了从两侧和后视图看到的导联的最终位置。

SNM 的并发症比较少见，通常与导联位移、临床益处丧失、器官功能障碍或感染有关。发生导联位移和设备故障，可以移除或者重新置入。发生感染，需要及时手术切除，以后再置入新的设备。目前未见有神经系统并发症的报道。置入 SNM 后不能使用磁共振成像（MRI），对于未来需要进行或复查 MRI 的患者，不应进行 SNM 置入。

图 93-3　A. 当患者处于俯卧位时，后大腿、臀部和下背部无菌地准备好并且如所示覆盖；B. 显露臀部和臀裂及足部；通过触诊（C）和荧光镜引导（D）的组合来制作描绘骶骨孔近似位置的皮肤标记

图 93-4　A. 孔眼探针插入约 2 cm 至 S_3 孔的实际位置，与皮肤成 60°，并且被盲测定位在孔中，并将针头触及骨头。B. 正确进行骶孔定位，并通过使用试验刺激和监测适当的运动反应（表 93-1）来确认。C. 通过将针穿过针管内腔并将针移除穿过导线，将孔针更换为定向导丝。然后，在制作小皮肤切口后，将导引器穿过导线。D. 通过侧面透视确认导引器的正确深度定位：远端不透明标记应位于 S_3 孔的正下方，近端标记应位于腹侧孔的水平处

表 93-1 骶神经根对电刺激的反射			
神经根	盆 底	同侧下肢	感 觉
S_2	肛门括约肌收缩	外侧腿旋转，全足跖曲	感觉位于腿或臀部
S_3	盆底的"下"反射（肛提肌收缩）	踇趾背曲	直肠、阴囊或阴道"向外拉"
S_4	盆底的"下"反射	无	只有直肠"向外拉"

图 93-5   A. 在引导器护套的内部移除方向导线和扩张器之后，定位的引线插入穿过护套的内腔，并且护套稍微退回到引线上的白色标记的水平面，从而暴露引线接触点；B. 在透视检查中，电接触 1 应跨越 S_3 孔。然后护套被完全去除，展开用于定位的突起并将引线固定到周围的组织

图 93-6 A. 在对侧上臀部做 3~4 cm 的切口，在将来的可置入脉冲发生器（IPG）置入部位处做皮下囊袋；B. 尖锐的隧道套管针装置用于将刺激引线隧道传送到 IPG 口袋；C. 套管针就位后，清除锋利的刀片和闭孔器，并将引线穿过隧道护套；D. 一个临时的外部引线延长线连接在引线上，连接被埋在 IPG 口袋中，外端进一步被横向穿过，从而超出了 IPG 口袋的位置

图 93-7 在置入的第二阶段期间，可切割置入式脉冲发生器（IPG）位置的切口并且分离的引线延伸引线连接断开。IPG 设备连接到定向刺激引线并插入皮下袋中。上覆的皮肤用可吸收的缝合线封闭

图 93-8　S_2 到 S_4 不同刺激的反应（引自：Dmochowski RR, Karram MM, Reynolds WS: Surgery for Urinary Incontinence: Female Pelvic Surgery Video Atlas Series. Philadelphia, Elsevier, 2013.）

电极

置入 SNM 装置

引线

S_1

S_2

S_3

S_4

乙状结肠

子宫

直肠

膀胱

肛提肌

阴部神经

直肠丛

会阴神经

肛门

A

髂嵴

置入 SNM 装置

引线

L_3

L_4

L_5

骶后孔

电极

乙状结肠
(轮廓线)

S_1

S_2

S_3

S_4

骶外侧嵴

阴部神经

下腹丛

股后皮神经

会阴神经

坐骨神经

骶正中嵴

坐骨棘

子宫

尾椎

膀胱

阴道

肛门

直肠

B

图 93-9　刺激引线的 4 个电接触点的最终位置靠近第三骶神经根（S_3），并且 4 个塑料突起或尖齿嵌入并固定到覆盖骶骨孔的组织上（引自：Dmochowski RR, Karram MM, Reynolds WS: Surgery for Urinary Incontinence: Female Pelvic Surgery Video Atlas Series. Philadelphia, Elsevier, 2013）

（二）肉毒素膀胱注射

因为临床最常使用的是肉毒素 A，这个讨论主要集中于使用这一亚型。需要特别注意的是使用肉毒素的剂量取决于每单位的生物效能，这种生物效能既不能互换，也不能与其他类型的肉毒素类型互相比较。A 型肉毒素每瓶 100 U（10 U/ml）（图 93-10），在注射前用注射级、无防腐剂的生理盐水溶解。使用剂量的方案是可变的，单次可注射 100~300 U。出于需要的注射液浓度考虑，可用 1~10 ml 注射盐水来溶解每瓶肉毒素 A，然后溶液被吸入合适的注射器内。再将 23G 长针装于注射器上准备用于膀胱镜装置注射使用。

肉毒素膀胱注射通过膀胱镜方法完成。注射可在门诊手术室以任何一种麻醉方式执行，包括局部麻醉、区域麻醉或全身麻醉。局部麻醉典型的方法是先将 2% 利多卡因凝胶缓慢注入尿道，再用 2% 利多卡因溶液注入膀胱。接下来，用带有膀胱镜注射针的硬性的或软性膀胱镜注入肉毒素（图 93-11）。经典的注射肉毒素需注射 20~30 个点，这些点遍及膀胱底部、后壁，包括或不包括膀胱三角区。给予不同浓度的 0.1~1 ml 的肉毒素溶液（每注射点 10 U）（图 93-12）。要注射在合适的深度内，以避免肉毒素外渗到膀胱外或沉积于膀胱黏膜内。最理想的是注射溶液后使表面黏膜最小程度隆起，避免黏膜表面出现大的水疱（图 93-13）。

注射输尿管开口附近时，应注意保护膀胱输尿管抗反流功能。因此膀胱三角区是否应被包括在注射计划中存在争议。这在临床上还没有被证实。实际上由于三角区被认为是神经密集支配区，很多方案都将其包括在内。主要的膀胱肉毒素注射的相关不良反应是尿潴留，虽然它相对并不常见，但是如果尿潴留频繁发生，患者应被告知如果尿潴留发生后需要间歇清洁导尿（CIC）。这个并发症一般是一过性的并且随着时间可消失。其他次要并发症包括一过性排尿困难、血尿和偶发的尿路感染（UTI）。另外还有极少报道的不良反应，可能由于肉毒素吸收造成的全身反应——全身无力、心神不安、肌肉无力。总体来说，任何肉毒素作用的减退或消失在接近注射后 6 个月，为了取得先前出现的有利的临床效果，重复注射是必要的。

（三）膀胱扩大术

回肠膀胱扩大成形术的手术步骤如图 93-14 A~C 说明。手术采用标准的下腹部中线切口，患者仰卧于手术床上或摆低截石位束腿。虽然外阴不是手术区域，但是留置导尿管并用生理盐水灌注膀胱在矫正逼尿肌时会有用处。中线的切口从耻骨联合到脐部，切开前腹部筋膜，劈开腹直肌并打开腹横筋膜和腹膜。做膀胱准备时，要矢状位正中切开膀胱，切口从前部膀胱颈上方 3 cm 至后部三角区上方 2 cm（图 93-15）。在切开前用生理盐水灌注膀胱能够帮助维持一个矢状平面切开逼尿肌。

在准备肠管时，先定位末端回肠并距离回盲瓣 15 cm 以上选取 20~40 cm 肠管。小心分离肠系膜以便保护其两端和肠管吻合口血供（图 93-16A）。肠管的分离和吻合可使用切割器和吻合器（图 93-16B）。分离出的回肠沿长轴对系膜缘切开（图 93-17B），肠管再被折叠并用 3-0 可吸收线全层缝合其内侧缘重新塑形，如 U 形、S 形（图 93-17）。

然后将重新塑形的肠管与中央切开的膀胱吻合，从后壁切缘开始用 3-0 可吸收线吻合，沿着矢状位的切口缝合（图 93-14C）。在完全闭合膀胱前，留置耻骨上造瘘管从膀胱壁穿出，同时留置尿管。然后向膀胱灌注生理盐水来确定膀胱不漏水（图 93-18）。留置闭合的引流管，将其与耻骨上造瘘管从皮肤分别穿孔引出体外。最终常规关闭腹壁切口。

耻骨上造瘘管和尿管需留置 10~21 天，到时先做膀胱造影确定没有尿液外渗。先拔出尿管，夹闭耻骨上造瘘管，让患者开始进行清洁间歇导尿。当患者适应后，拔除耻骨上造瘘管。通常，患者被指导白天每 2~3 小时间歇导尿，晚上导尿 1~2 次。导尿的频率可以增加到每 4 小时 1 次。如果患者陈述其能完全排空尿时，就不用继续间歇导尿了。

行膀胱扩大术的患者应在第一年内常规随访肾脏影像（超声、静脉肾盂造影 IVP 或肾 CT 扫描），接下来也要常规间断的监测上尿路变化。此外，在此期间血清电解质和肌酐也要常规监测，以排查电解质和代谢异常。最终，由于肿瘤形成的危险，常规膀胱镜监测也应进行。

膀胱扩大术后常发生菌尿症，特别是对于清洁间歇导尿的患者。然而，它不需要特殊的治疗，除非伴有极罕见的尿路感染，即考虑菌尿相关的症状，如发热、耻骨上疼痛、血尿、腐臭味尿液、尿失禁和黏液排出增加。抗生素治疗应选择细菌敏感的且需遵循尿培养结果。膀胱扩大术的其他并发症包括结石形成、产尿素裂解酶细菌引发的上尿路感染、混浊的黏液、高钙尿症、残余尿或膀胱异物形成、产生黏液过多、由于异常吸收尿氨导致的代谢性酸中毒和特发性膀胱穿孔。

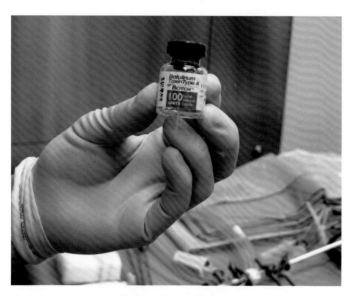

图 93-10 肉毒杆菌毒素 A 作为干燥粉末，装在小瓶中，每瓶 100 U，并且必须用无防腐剂的注射等级生理盐水溶解

图 93-11 A. 用 22 号注射针头的法国刚性注射式膀胱镜用于注射肉毒杆菌毒素 A（BoTN A）；B. 用膀胱软镜和相应的注射针

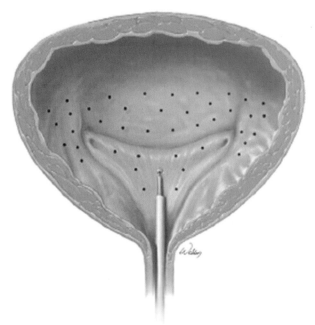

图 93-12　目前已有许多不同的注射方式，各有差异。典型的方式包括 20~30 个膀胱注射点分布在膀胱和穹顶的后部，并且可以包括或不包括膀胱三角形（图片来源：Kim D, Thomas CA, Smith, Chancellor MB: Urol Clin N Am 33:503-510, 2006.）

图 93-13　为了达到适当的注射深度，针头应通过黏膜（A 和 C）插入，通常具有轻微的"弹出"感觉，注射的材料应最小程度地提高上覆的黏膜，如图所示，膀胱小梁（B 和 D）之间的"填充"区域

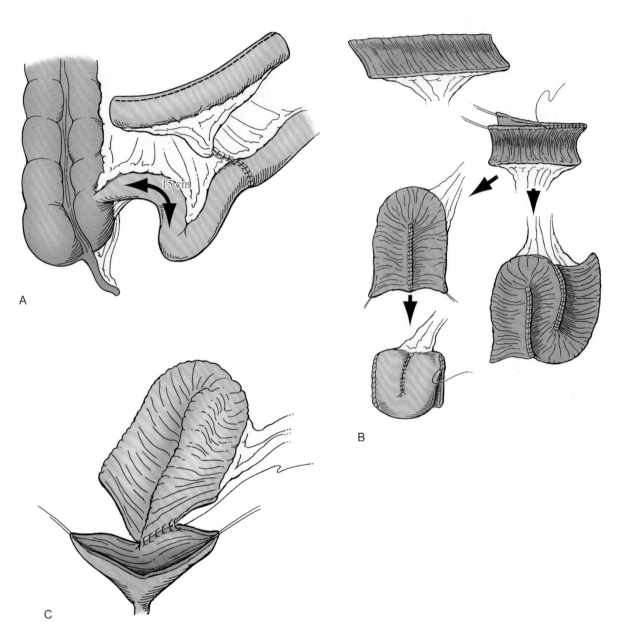

图 93-14　A~C. 如图所示，回肠膀胱成形术需要分离回肠末端部分（同时保留末端回肠和回盲瓣），纵向打开，重新缝合回肠，并将回肠片吻合到纵向切开的膀胱上（引自：Adams MC, Joseph DB: Urinary tract reconstruction in children. In Wein AJ, Kavoussi LR, Novick Andrew C, et al, eds: Campbell-Walsh Urology, 9th ed. Philadelphia, Saunders, 2007, p. 3674.）

图 93-15　A. 矢状位切开膀胱；B 和 C. 在膀胱颈上方 3 cm 至后部三角区上方 2 cm 处做膀胱切开术；D. 如图所示，准备好的膀胱在矢状平面上几乎完全是双瓣的。输尿管孔用箭头表示

图 93-16 A. 为了分离肠段，分割肠系膜，以保留对回肠段和最终肠吻合的血液供应；B. 肠分离和再吻合可以用手吻合技术或肠吻合器进行，如图所示。这里使用一条 3.8 mm 直肠胃吻合器来分离回肠

图 93-17 A. 通常，在吻合到膀胱之前将肠重新配置以使球面表面积最大化，在这种情况下，肠被排列成如图所示的 S 形状；B. 分离出的回肠沿长轴对系膜缘切开，肠管再被折叠并用 3-0 可吸收线全层缝合其内侧缘重新塑形

图93-17 续 C.图片显示缝合前肠的 S 形状；D.肠道的切割边缘以 2-0 可吸收缝线进行单层纵向缝合；E.显示为完全重新配置的回肠贴片对齐膀胱吻合；F.从膀胱切口的后顶点开始，将回肠贴片缝合在具有 2-0 可吸收缝线的单层中，以上述方式进行，直到整个贴片吻合到膀胱，有效地将回肠段"缝合"到膀胱顶上

图93-18 图为完成回肠膀胱扩大术后在膀胱中灌满盐水，证实其水密性。关腹之前放置耻骨上膀胱造瘘管，通过单切口引到腹腔外

（许克新 译 王晓峰 校）

肠道手术

第94章

肠道手术

Michael S. Baggish

小肠和大肠的解剖

　　小肠是腹腔中最大的器官，盆腔的手术经常会涉及小肠。虽然存在个体差异，但未曾行腹腔手术的患者，打开其腹腔即可见大网膜覆盖在小肠上（图94-1A）。网膜从胃大弯开始并与横结肠相连（图94-1B）。小肠位于网膜下面（图94-2A）。小肠长22.5 ft（译者注：1 ft=32.48 cm），大部分完全被腹膜覆盖，并被肠系膜悬吊（图94-2B）。肠系膜从腹壁左上方延伸至右下（图94-3）。小肠分为三部分：①十二指肠：与妇科手术关系不密切；②空肠；③回肠。术中常可见到这三部分（图94-4）。十二指肠和空肠的连接部分被一条平滑肌纤维韧带

悬吊于左上腹壁，该结构称为Treitz韧带。疑有肠道损伤时，Treitz韧带是系统探查小肠简便而首选的标志（图94-5A~C）。另一个重要的解剖标志是回盲部，小肠通过回盲瓣与大肠相连（图94-6A和B）。小肠血供来源于肠系膜上动脉，走行于肠系膜（图94-7），这些血管分支成一系列的动脉弓，终止于环绕肠壁的小直动脉。小肠的神经来源于肠系膜上神经丛，是腹腔神经丛的直接延续。

　　大肠长约5 ft，与小肠的区别是沿三条纵行肌纤维带分布的肠脂垂及其较大的内径（图94-8A）。大肠在腹腔中围成了三边形的结构（图94-2B和图94-8B），其右侧边有盲肠，常坠入盆腔，终止于阑尾。升结肠在肝曲与横结肠相接。横结肠位于胃下方，并在脾区与左结肠或降结肠相连。

图94-1　A.打开腹壁，进入腹腔。可见大网膜下垂、覆盖大部分小肠；B.将胃拉出腹腔，可见网膜从胃大弯侧开始并连接横结肠

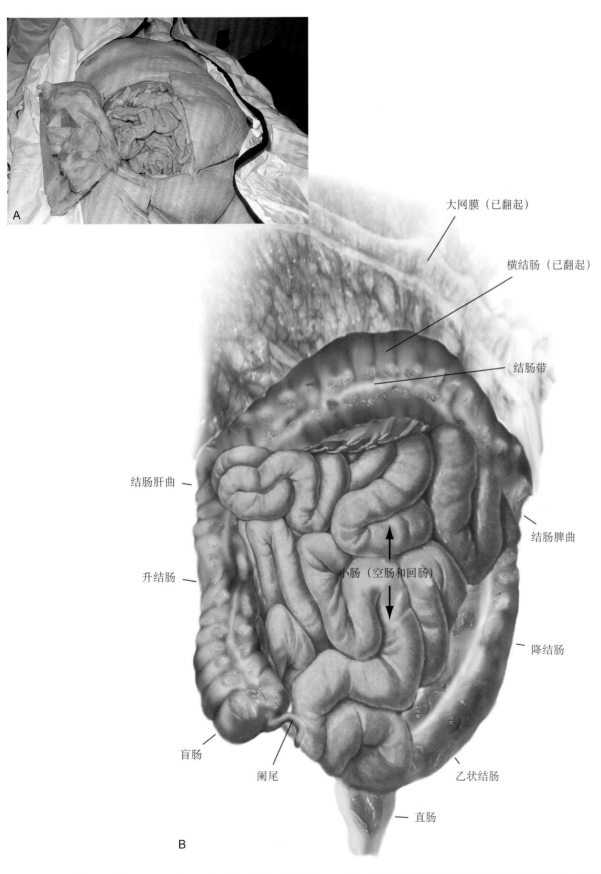

图 94-2 A. 掀开网膜后即可见小肠，充满腹腔并覆盖盆腔；B. 掀起与横结肠相连的网膜后可以看到小肠和大肠，图片显示大肠是如何包绕小肠的

图 94-3　A. 小肠由肠系膜支持固定，从左上腹延伸至右下腹；B. 肠系膜中有供应小肠血管走行。血管隐藏在两层腹膜之间的脂肪中

图 94-4　小肠分为三部分；然而，妇科手术中极少遇见十二指肠。如图所示，术中常可见空肠和回肠

A

B

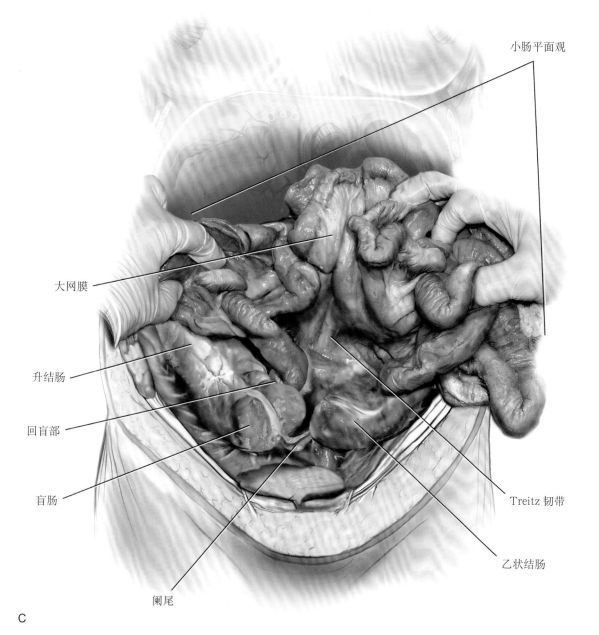

小肠平面观

大网膜

升结肠

回盲部

盲肠

阑尾

Treitz 韧带

乙状结肠

C

图 94-5　A. 十二指肠和空肠的连接处是一个纤维肌性的结构，称为 Treitz 韧带；B. Treitz 韧带特写，术者所指处为 Treitz 韧带；C. 小肠被肠系膜固定，呈扇形展开，图中可以看到从回盲部到 Treitz 韧带的整个小肠

图 94-6   A. 术者右手握盲肠，并提起游离的右结肠，用扁桃体止血钳拉开回肠，回盲部清晰可见；B. 回肠与盲肠在回盲部相连，解剖者的手置于盲肠下方，另一只手拉着末端回肠

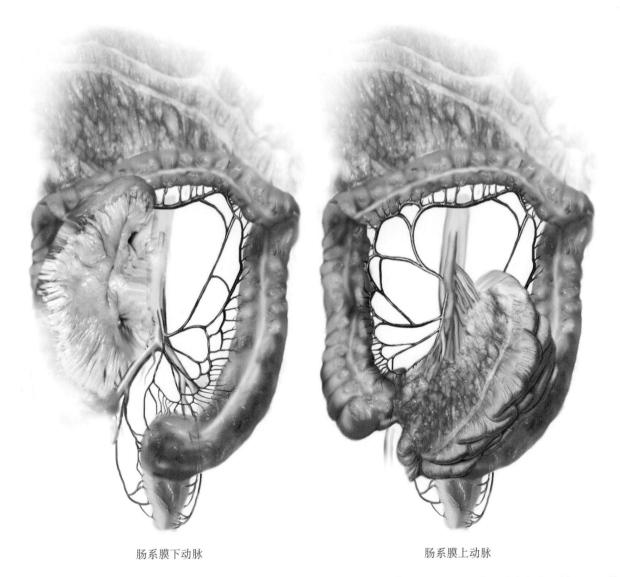

肠系膜下动脉   肠系膜上动脉

图 94-7   肠系膜上动脉分支的动脉弓供应小肠，还为右结肠、横结肠的右半段供血。肠系膜下动脉供应左结肠、乙状结肠和直肠

左结肠（降结肠）在左髂窝处与 S 形的乙状结肠相连接，乙状结肠在骶骨前方进入盆腔，由左向右走行（图 94-9）。然后再转向中线部位，在子宫正后方下行，与结肠的终点（直肠）相连接（图 94-9B）。乙状结肠完全被腹膜覆盖，可借助其系膜在腹腔游离。重点指出的是，乙状结肠和左半结肠有腹膜与侧腹壁相连，但并不紧密（图 94-10A）。分离左侧结肠旁沟的腹膜即可游离降结肠（图 94-

10B 和 C）。在游离至下半部分时，腹膜下方可见卵巢的血管和腰大肌（图 94-10D）。左半结肠的血供来自肠系膜下动脉的三个分支，分别是左结肠动脉、乙状结肠动脉、直肠上动脉。髂内动脉的直肠中动脉、直肠下动脉分支与肠系膜下动脉的直肠上动脉分支之间在此有重要的侧支循环。右半结肠的血供来源于肠系膜上动脉的回结肠动脉（图 94-7）。

图 94-8　A. 图中可见横结肠的肠脂垂和结肠带；B. 两橡胶牵开器牵开横结肠。可见升结肠、横结肠、降结肠围成了腹腔脏器的外围

图 94-9　乙状结肠在骶骨前方由左向右走行，然后转向中线部位。左结肠在图的左下部，与乙状结肠（S）相连接，乙状结肠转向右侧降入盆腔

图 94-10　A. 左半结肠和乙状结肠上段连接于侧腹壁，这是与腹膜正常的连接；B. 左侧结肠旁沟处腹膜可被打开；C. 沿整个左半结肠操作可打开一无血管平面；D. 结肠可被完全游离，图片显示乙状结肠和腰大肌的关系，打开腹膜后即可见腰大肌

（姜可伟　译　王杉　校）

第 95 章

小肠修复／切除术

Brian J.Albers, David J. Lamon

小肠是一连续性管道器官,上起于十二指肠球部,下至回盲瓣。小肠管壁由最内层黏膜、内环形肌层、外纵行肌层和最外层浆膜构成。从外科手术角度而言,小肠有两层结构:内层的黏膜和外层的浆膜。小肠血供来源于走行于系膜内的肠系膜上动静脉。

将拟切除的小肠近端和远端各以无创钳夹住,以防止肠内容物流出(图 95-1)。血管钳分离系膜,2-0 丝线结扎(图 95-2 和图 95-3)。如果需要手法吻合,则沿无创钳边缘锐性切除小肠。移除损伤肠段,小肠断端靠拢对合,3-0 丝线做牵引(图 95-4),用 3-0 丝线单纯间断全层缝合吻合口(图 95-5),使黏膜内翻(图 95-6)。所有缝合均在直视下完成(图 95-7),手指对触检查吻合口环,确保通畅(图 95-8)。关闭系膜缝隙,防止发生腹内疝(图 95-9)。

如要采用钉合器吻合,击发 75 mm 的 GIA 钉合器切除肠管。肠管断端并行排列,系膜缘内侧浆肌层缝合(图 95-10 和图 95-11)。切开小肠,使开口足以插入钉合器(图 95-12),旋转肠管使断端肠管对系膜缘靠近并拢(图 95-13),击发吻合器。检查吻合口黏膜是否有明显出血。如果没有发现出血,用 Allis 钳夹住打开的断端肠缘,肠缘应与新建的侧侧吻合口垂直(图 95-14)。Allis 钳下方置钉合器,击发,新建端端吻合口(图 95-15)。然后关闭肠系膜裂隙。

对于透壁性肠管损伤,只要采用正确的缝合技术,即使无肠道准备也可以安全地进行。缝合前应切断小肠穿孔的边缘。单纯小肠透壁撕裂损伤可以横向关闭破损(Heineke-Mikulicz 术式关闭伤口,以预防肠腔狭窄),在破损两端缝牵引线,3-0 丝线单纯间断缝合(图 95-16 和图 95-17)。多处损伤或缺血性损伤需要切除肠管后再吻合。手法吻合或钉合器吻合的手术效果近似。

图 95-1　以两把无创钳夹住拟切除肠管的近、远端，隔离肠内容物，避免肠腔污染

图 95-2　在预吻合肠管的近端和远端靠近肠壁处游离系膜缘

图 95-3　血管钳分离系膜，2-0 丝线结扎

图 95-4　系膜血管结扎完成后，锐性切除肠段。要吻合的小肠断端黏膜应有明显的出血。活动性出血立即电凝止血。系膜缘和对系膜缘各缝 3-0 丝线牵拉，使预吻合肠管断端相对平行对齐

图 95-5　3-0 丝线单纯间断吻合断端。需要注意的是，缝合肠缘时针应穿过浆膜距肠缘 4~5 mm 处，以及黏膜边缘即可。肠腔外打结，针距为 4 mm

图 95-6　吻合口处打结，打结时注意应将黏膜内翻

图 95-7 即将吻合完成时的最后几针不打结，直视下确保所有缝线准确无误后再打结，检查相邻缝线，确保中间无空隙

图 95-8 吻合完成后，检查吻合口环周。任何缝线之间空隙，用 3-0 丝线间断浆膜层缝合，注意：不要穿入肠腔。手指触摸吻合口是否通畅，确保通过一指。牵拉线打结，剪断

图 95-9 3-0 丝线间断关闭系膜缝隙，仅缝合腹膜，避免缝入血管

图 95-10 切除小肠近端和远端保持并行。在近系膜缘侧置 3-0 丝线浆肌层缝合用作牵拉，两肠段的并拢距离距钉合缘约 100 mm

图 95-11 在靠近钉合处的近系膜侧另置一根浆肌层缝线用作牵拉

图 95-12 锐性切开钉合线的对系膜缘，75 mm GIA 闭合器足以插入肠腔即可

图 95-13　如图所示，钉砧和钉仓分别插入两肠腔。向下牵拉预制的牵引线，以旋转肠管，使肠管对系膜缘在钉槽内相对并拢。术者一根手指沿钉合器两侧触摸，如果仅触及浆膜证明没有系膜脂肪嵌入钉合器，检查满意即可击发钉合器

图 95-14　移除钉合器，肉眼检查小肠侧侧吻合口黏膜是否有出血。如果没有发现出血，用几把 Allis 钳夹住打开的断端肠缘大部分浆膜，肠缘与侧侧吻合口垂直相对。理想的结果是，吻合口位于最初切缘的钉合线及牵引线上

图 95-15　如图所示位置，重新放置钉合器，击发，在侧侧吻合基础上完成端端吻合。仔细检查钉合断端，挤压肠管，检查有无肠内容物从吻合口漏出。如上所述，关闭系膜缺损

图 95-16　图片显示小肠透壁型撕裂伤，未累及系膜。单纯关闭缺损即可

图 95-17　裂口两侧缝置 3-0 牵引线，横向牵引裂口利于关闭，3-0 丝线间断缝合，针距约 4 mm，缝合包括距缺损边缘 4~5 mm 浆膜及黏膜边缘即可。黏膜内翻后打结。修复完成后检查是否有漏口，以及肠管是否通畅

（姜可伟　译　王　杉　校）

第96章

简易闭合小肠的透壁损伤

Michael S. Baggish

　　盆腔淋巴结清扫时导致的小肠壁损伤，如果没有影响相应肠段血液供应，可不必行肠管切除。首先，观察小肠颜色，健康有活力的小肠应保持粉红色（图96-1）。然后，破损边缘使用组织剪修整（图96-2A和B），切缘应有出血以进一步证明肠管的活力。使用2-0或3-0铬制肠线全层缝合关闭裂口（图96-2C）。再用2-0丝线间断行浆肌层包埋（图96-2D~F）。冲洗缝合口，术者用拇指和示指触摸检查肠腔是否通畅。

　　目前的外科技术发展，也可以选择采用2-0或3-0 PDS（聚对二氧环己酮）缝线进行单层间断缝合。缝针按顺序从破损一侧的浆膜、肌层、黏膜进针，从另一侧的黏膜、肌层、浆膜出针。用生理盐水冲洗伤口，检查管腔是否通畅（图96-3A~C）。

原始照片

小肠壁

肠系膜脂肪

腹膜纤维组织
沉积物

腹腔镜 Trocar
造成的穿刺伤

胆汁

将肠内容物从小肠挤出，肠壁塌陷

图 96-1　上图为原始照片，可见小肠系膜侧上方一处穿孔。周围血液和纤维组织渗出。止血钳上方可见含胆汁的肠内容物从伤口流出。并可见逸出的气泡。下图是为清楚表现原图而画的示意图

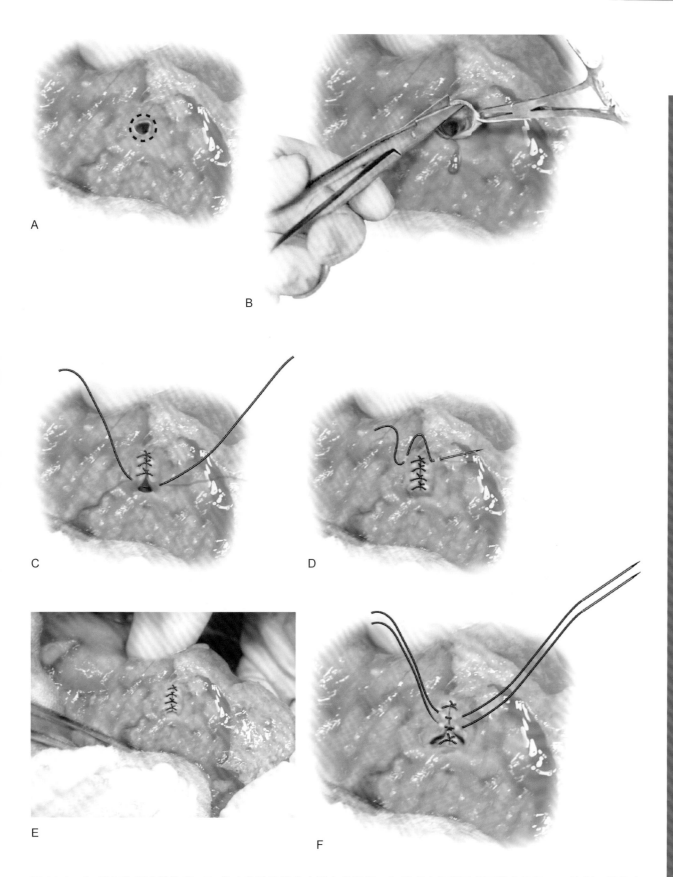

图 96-2　A. 拟切除肠壁的轮廓；B. 剪去穿孔边缘失去活力的组织。切缘出血证明已剪至健康组织；C. 铬制肠线依次穿过浆膜层、肌层、黏膜下层、黏膜层（全层缝合），间断缝合，关闭缺损；D. 再用一根细针穿 2-0 丝线缝合浆肌层；E. 2-0 丝线缝合包埋第一层；F. 破损完全关闭，对合良好

小肠壁损伤

肠系膜

A

全层缝合

缝合完成，关闭缺损

B

C

图96-3　A.小肠损伤破口。探查发现已经穿破黏膜。B. 2-0丝线或聚对二氧环己酮线（PDS线）单纯间断缝合（单层）关闭破损。C.冲洗缝合口，检查缝合口液体密闭性。同样还需检查肠腔是否通畅

（姜可伟　译　王　杉　校）

第 97 章

麦克尔憩室

Michael S. Baggish

　　麦克尔憩室是小肠常见的先天性畸形。麦克尔憩室常位于距回盲瓣 2 ft 以内的回肠系膜对缘，大小约 2 in（译者注：1 in=2.54 cm），在人群中的发生率为 2%（图 97-1 至图 97-3）。憩室可含有胃、胰腺、胆道和结肠组织，从而产生不同的临床表现（如消化性溃疡）。小肠大量出血可表现为鲜血便，应考虑麦克尔憩室。其他并发症包括炎症、梗阻、瘘等。

　　切除憩室可用钳子夹住基底部后将其切除，缝合肠壁。也可以用钉合器夹住基底部切除（图 97-4）。

图 97-1　麦克尔憩室位于距回盲部 12 in 以内，其内径较宽，长约 2 in

图 97-2　憩室特写，图示丝线牵拉以利于操作

图 97-3　放大进一步观察憩室，可见前方的盲肠

憩室

A

B

C

图 97-4　A. 钉合器完全夹住憩室基底部；B. 钉合切除憩室；C. 钉合线用 2-0 丝线缝合包埋

（姜可伟　译　王　杉　校）

第 98 章

阑尾切除术

Michael S. Baggish

过去，妇科医生在开腹手术时会选择性切除阑尾。但因为各种原因现在已很少施行，包括医疗风险、缺少专业技术知识、保留阑尾的潜在优点及缺少知情同意等。显然，通过术前向患者交代切除阑尾的优缺点并取得患者同意，后两者是可以解决的。缺少专业技术知识则需要妇科医生或住院医师在普通外科医生指导下学习阑尾切除术，而最好的方式是在择期手术中学习。因输卵管妊娠行输卵管开窗取胚术、输卵管重建术、盆腔炎，以及重度粘连的患者可常规施行阑尾切除术。计算机轴向断层成像技术（CAT）或触诊发现阑尾有粪石也可附带行阑尾切除术。

寻找盲肠和回盲部。将盲肠提起，可见阑尾及其供应血管（阑尾系膜中走行）。Babcock 钳夹住阑尾末端，拉直。分离盲肠和阑尾动脉之间的阑尾系膜。系膜上常可见一无血管间隙。两把 Kelly 钳在阑尾轴线方向并排夹住阑尾系膜。两把钳子逐次钳夹、切断阑尾系膜，直至盲肠和阑尾根部（图 98-1）。然后，围绕阑尾基底部，用 2-0 丝线或 3-0 薇乔线行荷包缝合盲肠壁浆肌层。用两把 Kelly 钳夹在游离的阑尾近端，其中第一把 Kelly 钳紧贴盲肠。再用一把 Kelly 钳在前两把 Kelly 钳之间钳夹阑尾，在钳夹处行结扎。在两把 Kelly 钳之间、结扎位置上方切断阑尾（图 98-2A），然后将切除的阑尾放入装有福尔马林的容器。3-0 薇乔线在第一把 Kelly 钳下方再次结扎（图 98-2B）。将双重结扎的阑尾残端翻入盲肠荷包（图 98-2C）。拉紧荷包，完全包埋阑尾残端，打结（图 98-2D）。生理盐水冲洗术野，检查有无出血。在腹腔镜或开腹手术时，也可以用钉合器快速切除阑尾（图 98-3）。

结扎或缝扎动脉和脂肪

分离的阑尾系膜

夹住阑尾

图 98-1　Babcock 钳固定阑尾远端。游离阑尾系膜，Kelly 钳夹住系膜防止出血。3-0 薇乔线结扎。Kelly 钳向前移动。在靠近阑尾的位置用两把 Kelly 钳夹住阑尾系膜，切断两把 Kelly 钳之间系膜

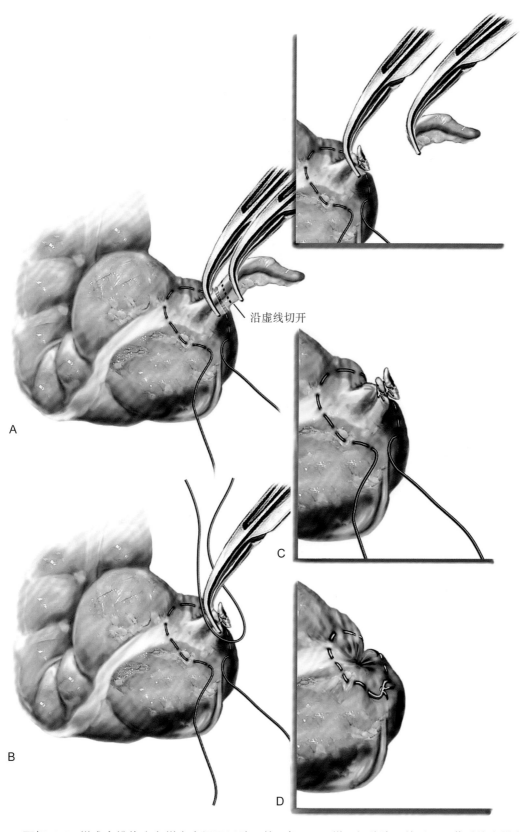

沿虚线切开

图 98-2　A. 两把 Kelly 钳或扁桃体止血钳夹在阑尾近端。第三把 Kelly 钳已经移除，然后 3-0 薇乔线在钳夹处结扎。或者可以在两把 Kelly 钳之间切断阑尾，并在第一把 Kelly 钳下方结扎（插图）。在第二把 Kelly 钳和第一道结扎线之间切断阑尾。B. 2-0 丝线在阑尾基底部做荷包缝合。C. 在第一把 Kelly 钳下方，用 3-0 薇乔线结扎。阑尾残端已经双重结扎。有些外科医师习惯用棉球取苯酚涂在阑尾残端。D. 将阑尾残端翻进荷包中，拉紧荷包、打结

图 98-3　A.腹腔镜下弯钳夹住阑尾；B.腹腔镜下钉合器钉合切除阑尾

（姜可伟　译　王　杉　校）

第99章

结肠修复／结肠造口术

Brian J. Albers, David J. Lamon

　　结肠是胃肠道的远端部分，起始于回盲瓣，至肛管远端结束。结肠全长 4.5~6 ft，主要功能是钠、水重吸收，以及暂时储存代谢产物。

　　结肠手术首先要清楚结肠的血液供应。右结肠由肠系膜上动脉的分支回结肠动脉和右结肠动脉供应。结肠肝曲至横结肠中点由中结肠动脉供应。横结肠远段、结肠脾曲、降结肠、乙状结肠由肠系膜下动脉的分支左结肠动脉和乙状结肠动脉供应。结肠脾曲是边缘血管弓汇集的区域，术中应格外注意。另外，在游离过程中尚需要分离升结肠和降结肠与腹膜后的附着组织。

　　妇科手术中易损伤盲肠、乙状结肠和直肠。盲肠和近端乙状结肠损伤，术前即使无肠道准备，如果肠腔污染小且肠系膜未累及，则可行一期修复。看似轻微的系膜损伤也常可造成供应肠段的透壁性坏死和穿孔。另外，一期修复过程中，术中不能有失血性休克，出血也不能超过 1 L。结肠损伤修复方式与前述小肠损伤修复相似——为避免肠腔狭窄，沿肠管横轴方向 3-0 丝线间断缝合关闭破损，然后用大量生理盐水冲洗术野。据报道，5%~7% 的患者术后发生局限性脓肿，经皮引流常可治愈。

　　乙状结肠远端和直肠损伤，在无肠道准备的情况下，最好采用上述一期缝合的同时行近端肠管切除、乙状结肠断端造口术。如果肠系膜受累，并且怀疑肠管失去生机时，安全的方法是用胃肠切割闭合器（GIA）（图 99-1A）切除结肠远端至损伤部位的肠管。然后，近侧断端拉出腹壁行造口术。处理此类损伤需要一定的判断力，一旦出现损伤，应由经验丰富的普通外科医师协助手术。

　　进行乙状结肠造口术时，首先应充分显露，下腹横切口通常不能为游离结肠提供足够的视野。如果确定行结肠造口术，正中切口或中腹部横切口更合适，并且可使用 Buchwalter 或 Balfour 等较大的牵开器。将小肠小心推至右侧，用宽 S 形拉钩拉开，然后将乙状结肠向中间牵拉，暴露结肠侧方与腹膜后连接处。沿降结肠将 Toldt 线（"白线"）切开直至骨盆边缘。白线一旦切开，可用手指纵行钝性分离深层组织（图 99-1B）。在分离过程中，一定要注意观察输尿管走行，通常走行于结肠正后方。另外，定位和保护肠系膜内滋养血管非常重要。肠系膜下动脉分支的左结肠动脉和乙状结肠动脉是该段结肠发挥正常功能和愈合的必要因素。

　　根据损伤所在位置，应在左结肠动脉远端切断结肠，以保证造瘘口有足够的血供。根据情况选择欲切断位置，于该处分离结肠壁和系膜，分离出一个足够容纳 GIA 闭合器的间隙（图 99-2）。击发闭合器，切断结肠，结肠远端放回盆腔。分离与结肠纵行方向平行的中间及侧方覆盖肠系膜的腹膜，进一步游离近侧乙状结肠。向上牵拉乙状结肠，用海绵棒轻轻钝性分离连接组织，可增加游离有效长度。注意避免撕脱肠系膜主要的滋养血管。系膜少量出血可用电凝或者丝线结扎止血。当游离的肠管长度足够到达前腹壁时，即选择造口位置。拉出的肠管最好在脐上或脐下的腹直肌鞘内穿行一段距离，能降低造瘘口旁疝的发生率。Allis 钳夹起皮肤（图 99-3），然后做一环形切口（图 99-4）。十字形切开腹直肌鞘以足够容纳两指（图 99-5）。从造瘘口伸入 Babcock 钳夹住近侧结肠的钉合末端，将其从腹直肌鞘缺损处提出。钳子需一直夹住肠管，以免手术切口关闭后肠管回缩入腹腔。在最小的张力下将钉合末端在皮缘外拉出几厘米以预留足够长的肠管。注意保护已关闭切口，锐性切除钉合线，打开肠腔（图 99-6）。黏膜应有明显出血；如果出血较多，需要找到确切出血点并电凝止血。3-0 可吸收线环周外翻缝合造瘘口。最佳的方式是间断缝合，先从肠管断端的黏膜进针、浆膜出针（图 99-7A），然后带入距断端 3 cm 的少许浆膜（图 99-7B），再带入少许皮缘，打结（图 99-7C）。造瘘结束后应无系膜暴露在外（图 99-8）。造瘘口应能顺利通过一润滑过的手指。造瘘术结束，待用。

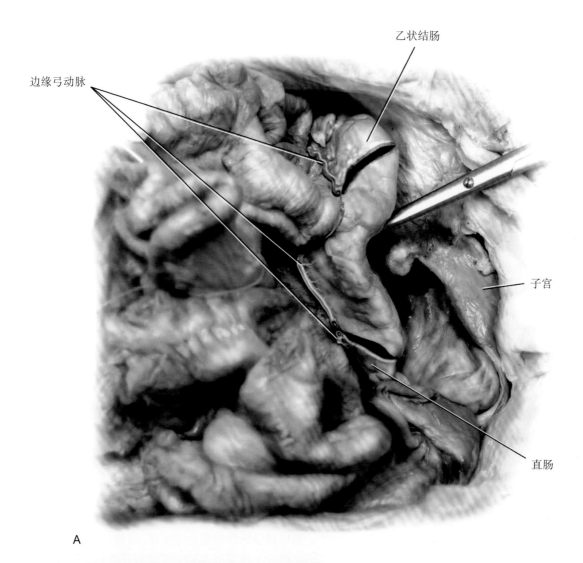

乙状结肠

边缘弓动脉

子宫

直肠

A

B

图 99-1 A. 乙状结肠损伤能导致大肠（乙状结肠）的缺血。图示肠系膜下血管的一根乙状结肠的边缘分支损伤，导致乙状结肠肠管的坏死和穿孔。B. 剪刀左侧可见乙状结肠。将结肠向中间翻起后可锐性分离与侧腹膜的连接

第100章

直肠阴道瘘修补术

Mickey M. Karram

　　在产科或妇科见到的直肠阴道瘘大多继发于产伤。继发于产伤的直肠阴道瘘多见于阴道下1/3。成功修补直肠阴道瘘的关键在于充分分离直肠阴道间隔至直肠盲端达无张力缝合。需要良好的止血及围术期正确应用抗生素来预防感染。

　　多数直肠阴道瘘可在阴道窥诊时见到或三合诊时触到瘘管口。有时需要用探针证实瘘管及了解瘘管的走行（图100-1）。

　　下面描述非放射性直肠阴道瘘不损伤会阴的基本经阴式修补及经直肠推进皮瓣修补手术步骤。

一、阴式直肠阴道瘘修补术

　　1. 术者的辅手示指放到肛门来帮助找到瘘管并评估会阴部切口的长度。放到肛门的手指还能创造一个手术平面方便打开切口。

　　2. 切口的方式取决于瘘管的解剖位置，大部分直肠阴道瘘的切口最好取会阴部近似倒U形的切口（图100-2）。这种切口有利于阴道后壁与直肠前壁分离同时也有利于会阴体重建。如果肛门外括约肌未受损，则不必破坏它。如果瘘位置较高，但腹膜完整，则可以直接在阴道后壁瘘周围做切口。

　　3. 牵拉住阴道后壁，一个手指放到肛门托住直肠前壁，锐性分离阴道直肠间隔，将阴道后壁充分与直肠前壁分开（图100-3和图100-4）。

　　4. 当阴道后壁完全从直肠前壁分开后，整个瘘管也被分开。切除周围瘢痕组织，此时直肠前壁的缺口将会扩大。切除直肠前壁坏死的组织直到见到

新鲜的组织（图100-4）。

　　5. 用术者的示指评估直肠前壁，缝合直肠前壁时，最好能缝三层，第一层用3-0或4-0的可吸收线（图100-5），缝合应在黏膜外不碰到黏膜但要带一些黏膜下肌层。

　　6. 第二层缝合是沿着第一层反向进针缝合（图100-6）。缝线完全沿第一层缝线缝合直肠，最理想的状态为，缝线不要穿透至直肠腔。

　　7. 如果有可能，最好缝合第三层，将关闭的肠腔前壁表面的筋膜缝合（图100-7）。

　　8. 关闭阴道壁，如果有必要可行会阴重建（图100-8）。

　　图100-9是直肠阴道瘘保留完整会阴的修补术的所有步骤。

图100-1　通过探针证实直肠阴道瘘及瘘管走行，瘘管的末端位于阴唇系带后方

图 100-2 通常采用会阴区倒 U 形切口进行瘘的修补术，如果肛门外括约肌未受损，则不必破坏它

图 100-3 将手指经肛门放到瘘管处，锐性分离阴道直肠之间的间隔

图 100-4 A. 锐性分离阴道后壁与直肠前壁使之完全分离，分离面必须足够大至缝合无张力；B. 当瘘管口周围的瘢痕组织切除后就看到瘘管口范围扩大

图 100-5 当完全分离阴道直肠间隔，并且切除了瘘管周围的瘢痕组织后，就可以开始关闭肠壁，第一层缝线最好用可吸收线。本章编者比较喜欢用 4-0 肠线。图中标记的地方是瘘管的末端。缝线缝合时应该尽可能的不穿过黏膜层

二、经直肠内推进皮瓣修补术

1. 患者取俯卧位，臀部抬高（图 100-10A）。

2. 经肛门确定瘘的位置，使用小型探针沿瘘管进入阴道（图 100-10B）。使用 0.5% 利多卡因按照 1 : 200 000 比例溶解肾上腺素用于黏膜下注射减少局部血供。沿着瘘管边缘 0.5～1.0 cm 距离切除直肠部分的瘘口。

3. 游离形成一包含黏膜、黏膜下和环状肌的宽基底皮瓣并向远端推进。在将皮瓣缝合至瘘管上方之前，将瘘管上皮层切除，并将直肠肌层用可吸收线缝合（图 100-10C）。

4. 使用可吸收缝合线尖端缝合皮瓣（图 100-10D）。瘘管的阴道侧保持开放，便于手术区域的引流。

尽管有多位术者报道了此方法有很高的成功率，但是仍需留意直肠的黏膜层不要被推进太远，以便导致黏膜外翻及"肛门潮湿"。

图 100-6　A. 第一层间断缝合黏膜外的组织；B. 第二层缝线与第一层缝线重合

图 100-7　找到直肠阴道间的筋膜，并用 Allis 钳夹住。如果有可能，此筋膜应该覆在关闭的瘘管上方

图 100-8　关闭阴道后壁，必要时行会阴重建

图 100-9　不损伤会阴的直肠阴道瘘修补术。A. 瘘管位于阴道后壁的正中央；B. 虚线表示为瘘道在阴道后壁的开口位置；C. 阴道后壁与直肠前壁分开；D. 切掉瘘管周围的组织，直到见到新鲜的肠壁组织；E. 用延迟可吸收线间断黏膜外缝合直肠前壁；F. 第二层缝合时缝线穿过直肠肌层覆盖在一层缝线上。缝合阴道直肠间筋膜并关闭阴道后壁，手术结束

A

B

C

D

图 100-10　直肠内推进皮瓣修补术。A. 患者取俯卧位且臀部抬高以备低位或中位的直肠阴道瘘修补术。B. 当患者俯卧时，直肠窥器置于直肠后壁，使用一小探针由直肠至阴道确定直肠阴道瘘的位置。虚线为形成推进皮瓣所需要切除的直肠黏膜部分。C. 瘘道的上皮部分被切除，使用可吸收缝合线将两侧直肠的肌层缝合。直肠的推进皮瓣已游离，准备将其放置于瘘管上方用于修补。D. 使用可吸收缝合线间断缝合皮瓣

（张　琪　译　王建六　校）

第 101 章

肛门括约肌的修复及会阴重建

Mickey M. Karram

一、直肠和肛门括约肌的解剖

控制排便是一个复杂的过程，是包括排便感觉、直肠顺应性、粪便黏稠度、粪便体积、结肠传输、精神紧张和肛门功能在内的多种因素相互作用的结果。以上任何一种因素改变都会导致气体、液体或固体粪质失禁。该区域正常解剖结构的破坏，如继发于产伤的损伤常可导致一定程度的肛门失禁。肛管内外括约肌及肛提肌的耻骨直肠肌部分，其解剖完整性的破坏都可导致肛门失禁（图 101-1）。

直肠上起直乙交界，下至肛门口。直肠平滑肌分布与小肠相同，内层为环形肌，外层为纵行肌。直肠在腹膜转折处，内层环形肌层增厚，形成肛管内括约肌。肛管内括约肌受自主神经（交感神经和副交感神经）支配，静息时肠腔内 85% 压力来自该肌肉。外层纵行平滑肌层主要集中在直肠前壁和后壁，与会阴体和尾骨相连，继而在两侧肛门外括约肌下方穿过。肛门外括约肌由骨骼肌构成，大部分情况下处于兴奋收缩状态，也能主动收缩。肛门外括约肌与肛提肌的耻骨直肠肌作为一个单位而起作用。肛管括约肌的作用主要由肛管内括约肌、肛门外括约肌和肛提肌的耻骨直肠肌来实现。当腹腔内压力突然增加时，脊髓反射导致骨骼肌收缩。耻骨直肠肌前端肌肉将肛管直肠向前方牵引形成肛管直肠角，在肛管直肠结合部周围将直肠悬吊在后方。直肠纵肌和肛提肌的耻骨尾骨肌融合成一纵行肌肉称联合纵肌，该肌肉在一定程度上将内外括约肌分离。这些括约肌仅在肛管直肠角远端环绕肛管。如上所述，肛管静息压力大部分来自肛管内括约肌收缩。肛门外括约肌受阴部神经的分支痔下神经和第 4 骶神经的会阴支支配，肛管最大收缩力主要来源于该肌。目前认为按照解剖修复包括内外括约肌等结构，恢复肛管内高压区或许可达到治疗效果。这些结构约厚 2 cm，长 3～4 cm。耻骨直肠肌在肛门失禁发生机制中的实际作用尚有一定争议。有学者认为它对肛管直肠角上方的直肠有支持作用，使肠内压力和腹压变化不受括约肌复合体的影响。最近的研究表明大便失禁多与盆膈的去神经支配和肛门外括约肌的损伤及其去神经支配有关。

二、肛门括约肌的修复

当出现括约肌复合体损伤，经过检查证明括约肌损伤是导致患者排气、排液、排便失禁的主要因素时，修复括约肌将会显著改善症状。

以下是肛管括约肌重叠成形修补术治疗大便失禁的方法。

1. 作者进行该手术时习惯将一手指置入直肠中。首先，在肛门口上方从 9 点位至 12 点位方向，再至 3 点位方向做一倒 U 形切口，然后在剩余会阴区域做正中切口直至阴道（图 101-2 至图 101-5）。

2. 将阴道黏膜从直肠前壁充分分离，以利于显露直肠侧方和上方回缩的肌肉。因为大多数患者会阴薄弱，应分离至坐骨直肠窝水平，以便在肛管括约肌修补时行会阴缝合术（图 101-5）。

3. 侧方游离皮下组织直至显露括约肌末端。通常情况下使用神经刺激器或者低能量烧灼器，有助于辨别有活力的肌肉，因为有活力的肌肉周围常有瘢痕组织（图 101-6）。作者倾向于在肌束中间分离瘢痕，使带有瘢痕的两断端对合。不在括约肌末端切断瘢痕而是在中间分离瘢痕，这一点非常重要，因为损伤修复完成后瘢痕能增加抗拉强度。

4. 括约肌末端充分游离以便肌肉重叠修复，Allis 钳钳夹末端。如果内外括约肌都有损伤，适宜将其一起修复。最好的方法是在进行括约肌成形时带入小块直肠前壁组织。有学者推荐仅对合肌肉，但在可行的情况下，作者习惯于将肌肉断端重叠，施行重叠括约肌成形术。每侧括约肌全长进行褥式缝合（图 101-7）。每侧 3 针，共约 6 针。褥式缝合重叠对合括约肌断端（图 101-8 至图 101-10）。在修复的过程中，使用抗生素冲洗伤口。

5. 通常需要进行会阴缝合术（图 101-9）。必要时，可施行远端肛提肌成形术以缩小阴道口的面

积。修补结束后，肛管应缩紧至仅容纳一示指大小。

6. 3-0 可吸收线间断关闭皮肤切缘。作者常规不放置引流管。术后患者服用缓泻药。

如果肛门括约肌断端明显回缩，则不可能实施重叠括约肌成形术。这种情况常见于产时Ⅲ度或Ⅳ度裂伤行会阴切开术术后伤口裂开的患者。图 101-11A 描述了一位 28 岁的患者，产时出现Ⅳ度裂伤行会阴切开术，术后伤口裂开，产后 3 个月出现大便失禁。注意其会阴体完全消失，伴有肛门外括约肌的明显回缩。包括内括约肌的端端重叠成形术，如图 101-11 和图 101-12 所示。

肛提肌

肛门内括约肌

肛门外括约肌

齿状线　　　　　　肛缘　　　　图 101-1　肛管远端区域的正常解剖

图 101-2　肛门指检证明会阴体薄弱，伴有前方肛门括约肌缺失

图 101-3 A 和 B. 约从 9 点钟至 3 点钟方向行倒 U 形切口，以显露和辨认肛门外括约肌回缩的边缘

图 101-4 Allis 钳牵拉和引导括约肌回缩断端的对合

图 101-5 A 和 B. 从直肠前壁上锐性游离会阴皮肤

图 101-6　A. 侧方扩大分离以显露肛门外括约肌。神经刺激器辨别左侧肌肉是否有活力；B. 低电压烧灼器辨别右侧肌肉是否有活力

图 101-7　A~D. 缝合肛门外括约肌回缩的断端。在肛管上方 3~4 cm 的距离多点缝合。注意带入小块直肠前壁组织

图 101-8   注意：肛门外括约肌断端缝合方法。只要条件允许，重叠括约肌成形术应以"叠瓦式"方式操作

图 101-9   A. 重建会阴体，在中线上对合会阴皮肤；B. 在即将结束修复时，肛管直径应仅容纳一示指

图 101-10　A~D. 重叠括约肌成形术

图 101-11　该患者因Ⅳ度产伤行会阴切开术，术后伤口裂开，行括约肌端端成形术。A. 图片显示阴道口扩大，肛门口扩张，会阴体完全消失，肛门括约肌明显回缩。B. 倒 U 形切口。C. 继续分离侧方和下方组织，寻找肛门开括约肌回缩的断端。D. 左侧约 3 点钟方向可见有活力的肌肉

图 101-11 续　E. 在左侧找到肛门外括约肌断端。F. 暴露右侧肛门外括约肌。注意：已分离括约肌宽约 4 cm。左侧肛门外括约肌断端已穿过数针。在缝至对侧括约肌时，应带入少许内括约肌。G. 缝线在中线打结，完成端端括约肌成形术。H. 重建会阴体，完成整个修复

端端缝合

倒 U 形切口

会阴处缺损

打开的直肠
阴道间隙

肛门外括约肌回缩断端

A

B

会阴体重建完成

扩张肛门已修复

C

图 101-12　会阴重建时括约肌端端成形术。A. 图示会阴处缺损，阴道后壁和直肠前壁融合。行倒 U 形或横切口（插图）。B. 沿阴道后壁打开直肠阴道间隙。找到肛门外括约肌断端。在缝合至对侧外括约肌过程中带入少许内括约肌组织。如图所示，括约肌端端成形术已完成。C. 会阴重建完成。术毕阴道后壁与重建后的会阴应垂直。图示肛门口皱襞，未见扩张。

（姜可伟　译　王　杉　校）

第 102 章

直肠脱垂经会阴切除术

Bradley R. Davis

　　直肠脱垂是指直肠全层从肛门环形脱出。直肠脱垂的原因被认为是盆腔中的组织形成滑疝从肛提肌裂孔中脱出（图 102-1）。形成滑疝的组织包括骶骨固定点、多余的乙状结肠及其肠系膜、阴道直肠隔的前壁、松弛的肛门括约肌。直肠脱垂的治疗目标是：解决临床症状，将直肠固定于盆腔中，以及还纳滑疝。尽管有效治疗直肠脱垂的手术方式多种多样，大致上可将其分为两类：经腹手术和经会阴手术。

　　经腹手术（腹腔镜或开腹）主要适用于大多数能耐受手术的患者，这种方法术后复发率较小，并且术后肠功能恢复较好。

　　本章主要介绍经会阴的手术方式，这种手术主要使用于年老体弱，不能耐受麻醉或腹部手术的患者。这些患者常见于老年，尤其是住在疗养院或生活不能自理的老年患者。任何经会阴的手术入路都是切除多余的直肠、乙状结肠，闭合道格拉斯窝，修补肛提肌。因为经会阴直肠脱垂修补的几种手术方式的手术效果及术后复发率无明显差异，因此，是否采用直肠全层切除术（如经会阴直肠切除术或 Altemeier 术）或直肠肌层切除（如 Delorme 术），取决于术者的选择。

经会阴直肠乙状结肠部分切除术（Altemeier 术）

　　1. 此手术可行椎管内麻醉，若认为全身麻醉更安全也可行全身麻醉。肛肠外科的专科医生一般都更习惯采用蛛网膜下腔麻醉，体位可取下肢折叠，

双臀分开，如果患者同时有阴道方面的操作可取截石位（图 102-2），这样就不用重新摆体位。但是必须指出在任何联合阴道修补的手术中，都必须先确定脱垂的直肠。若先行阴道后壁修补术，再找脱垂的直肠就很困难。

　　2. 当摆好体位后，冗长的直肠会自然从肛门脱出，使用牵引器使肛管外翻（图 102-3A 和 B），显露肛管齿状线和肛管移行带（即直肠黏膜于肛管鳞状上皮黏膜移行的区域）。术中保留此移行区域十分重要，因为此部分是用来排气的。

　　3. 一手指放到肛门中，电刀环形切开直肠黏膜直达黏膜下肌层（图 102-4），切口需足够深，直到暴露直肠系膜中的脂肪组织（图 102-5）。

　　4. 在直肠前壁和阴道之间（图 102-6A）找到疝囊或肠疝，打开疝囊直到其侧壁和后壁（图 102-6B）。

　　5. 本章作者一般都喜欢选用双极电刀分离直肠系膜（图 102-7A）。但是必须保证用粗的薇乔线打结固定好剩余直肠（图 102-7B）。切除冗长的肠管直到术野中无松弛的肠管，这时术野中应该只能看到乙状结肠或骶岬上方的降结肠肠系膜（图 102-8）。

　　6. 在肠吻合前可先行肛提肌折叠术（图 102-9）以恢复肛门直肠间的角度。因为恢复此夹角对患者术后控制大便的能力是十分重要的。

　　7. 切除冗长的直肠后（图 102-10 和图 102-11A 和 B），用 3-0 薇乔线间断缝合直肠残端（图 102-12 至图 102-14）。

　　8. 最后在肛管移行区域上方吻合肠管（图 102-15），此时，直肠脱垂被纠正（图 102-16）。

图 102-1　此图中显示的是盆腔形成滑疝从肛提肌和括约肌中脱出，注意：这两个不同的管腔，形成直肠黏膜被覆在固有肌层，从里层的肠腔打开肠壁就能看到肠管外层（肠系膜脂肪组织）

图 102-2　图中的患者取膀胱截石位后冗长的直肠自然脱垂，此患者还有阴道壁脱垂

图 102-3　A. Lone Star 牵引器（CooperSurgical 公司生产）在翻转肛管暴露直肠黏膜和肛管移行区中非常方便有用。此时肛门扩张伴直肠脱垂便可清晰显示。B. 图中虚线表示的是切除肠管的截面

图 102-4　用电刀环形打开直肠，成功的直肠脱垂修补术要求打开直肠全层

图 102-5　图片显示打开肠壁固有肌层，直到显露其下方的脂肪层，也就是肠系膜。包括直肠周围淋巴及直肠血供的血管层也要分离，打开此层后就露出了里面肠管的固有肌层

图 102-6　A. 此图中的患者合并阴道壁脱垂，提起脱垂的阴道壁，使阴道壁与直肠前壁分开，继续分离，就能找到肠疝或疝囊。此结构如果要从腹腔中找到就需要打开道格拉斯窝。B. 打开疝囊后直肠脱出，腹膜外的直肠部分也随即显露

图 102-7　切除冗长的直肠时，必须打开肠系膜。可用单极电刀或双极电刀（A），或者两把止血钳夹住结扎（B）

图 102-8　当完全打开肠系膜，脱垂的直肠将完全翻转，显露出直肠顶端，通常看不到乙状结肠。如果还有多余的肠管，则可以在骶岬上方打开乙状结肠系膜。当打开贴近盆壁的肠系膜时必须十分小心，因为盆腔的出血是很难处理的。另外当打开肠系膜时太接近盆壁，则容易造成肠缺血，而不利于肠壁吻合处愈合

图 102-9　在吻合肠管前，可以先用不可吸收线将肛提肌折叠缝合。如果在直肠后方缝合肛提肌、减少直肠间隙的面积就能恢复直肠肛门之间的角度。此操作能减少直肠脱垂的复发率。术中要仔细操作，避免直肠缩窄，至少有一个手指能够顺利通过直肠与肛提肌

图 102-10　拉直直肠并固定直肠的方向，避免直肠扭曲。要保持此方向，可在肠管壁上方打开肠壁肌层直到要切除的地方。在安全的范围内尽可能地去除直肠或结肠。这样不仅能使剩余的肠管有良好的血供，还能使剩余肠管无张力吻合。在肛管移行区上方断端缝合切口

图 102-11　A. 肠管前壁的缝合可以看此图的上部分，第二层是在肠管后壁径向缝合。用这种方法吻合肠管就不会遗漏部分肠管未吻合，也能保持肠管的方向。B. 在直肠后壁行第二层缝合，方法与第一层缝合相似

图 102-12　向左右两侧环形切除直肠肌层，并向左右两侧缝合

图 102-13　多余的缝线可以保留固定于各自的象限，一般 2~3 根缝线就足够。通常结肠末端和直肠袖口处可能不能完全吻合，此时可贴着吻合口沿这种阶梯式的方向处理

图 102-14　吻合应做到无张力且无局部缺血的表现。轻柔的肛查可发现一些可被额外缝合修补的缺陷处，帮助确定是否达到合格的吻合效果

图 102-15　将结肠末端与肛管移行区（直肠袖口）做吻合。肛管移行区主要是用于排气。尽管保留肛管移行区不能保证完全恢复控制排便的功能，但是大部分都能改善症状

图 102-16　经过上述处理，直肠脱垂就被修补完成了，不再看到直肠脱垂。我们看到肛管边缘黏膜区可见手术切口，但未及皮肤组织，说明此手术患者将承受很轻的术后疼痛——这就是此种手术方法的优势

（张　琪　译　王建六　校）

第十五部分

美容手术

第 **103** 章

阴唇肥大整形术

Michael S. Baggish, Mickey M. Karram

由于个体差异，小阴唇的大小和形态有所不同。一般情况下，小阴唇对能否正常进出前庭区域起着重要的解剖学作用。小阴唇可保持前庭皮肤黏膜湿润，并防止外部物品进入阴道下段和前庭区。

少数情况下，小阴唇过度肥大可导致卫生问题（图 103-1），肥大的阴唇还可能被衣服刮伤和撕裂。同时，慢性刺激可造成皲裂和（或）溃疡。以上这些异常情况是行小阴唇整形术的指征（图 103-2 和图 103-3）。这一手术去除过多的组织，将小阴唇缩小后整形(图 103-4)。但即使在有指征的情况下，也很少完全切除小阴唇。

阴唇整形术的其他指征包括单纯美学和（或）心理因素。对所有要求行阴唇整形术的患者均需进行宣教，使其了解外阴的解剖学和对称性，以及正常小阴唇形态均存在变异。单纯切除肥大的阴唇组织，即阴唇楔形切除术，可作为一种手术方式，这一技术结合了皮瓣的应用理念。应用皮瓣技术的优点是手术保留了小阴唇正常的边缘，因此术后皮肤颜色和质地的改变很小。图 103-5A～C 显示 "Z" 形整形术。图 103-6 至图 103-16 展示的是楔形切除进行整形的操作步骤，患者是一名年轻女性，因阴唇肥大，常被牵拉、刺激、影响生活而要求手术。

由于重建手术领域手术分类的繁多，小阴唇整形手术对患者和手术医生均存在许多的风险，手术医生术前必须充分与患者沟通，仔细和全面地解释小阴唇组织切除多少、手术过程和术后瘢痕形成的风险。手术医生应该仔细询问患者，确保患者完全理解手术过程、手术风险、并发症和术后恢复过程。必须遵守的重要原则是避免切除太多的组织，需要时，再切除，要知道切除过多后再也不能恢复到之前。小阴唇上部构成阴蒂系带，切除时必须远离此区域，不是重建缝合的一部分。小阴唇楔形切除后，缝合阴唇上下边缘时，必须准确对合（图 103-17 至图 103-24）。

图 103-1　一名年轻的脑瘫患者小阴唇过度肥大

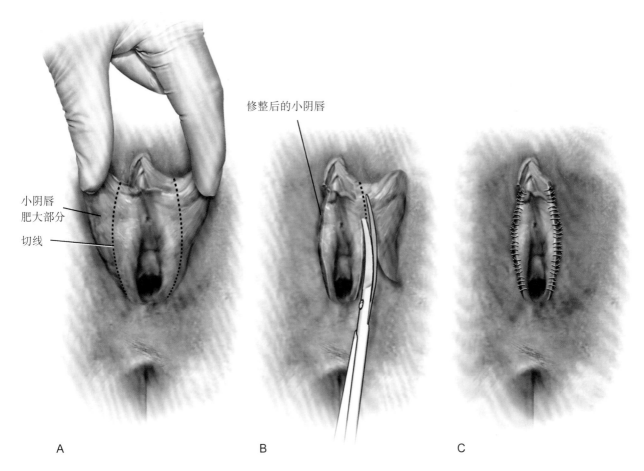

小阴唇
肥大部分

切线

修整后的小阴唇

A　　　　　　　　　　　　B　　　　　　　　　　　　C

图 103-2　手术单纯切除肥大的小阴唇皮肤。A. 标记出拟切除的多余皮肤；B. 多余皮肤已切除；C. 将阴唇边缘断端缝合矫形

图 103-3　切除的肥大小阴唇组织标本

图 103-4　缝合整形术后的小阴唇，不再影响会阴清洁，且保持小阴唇正常的形态和功能

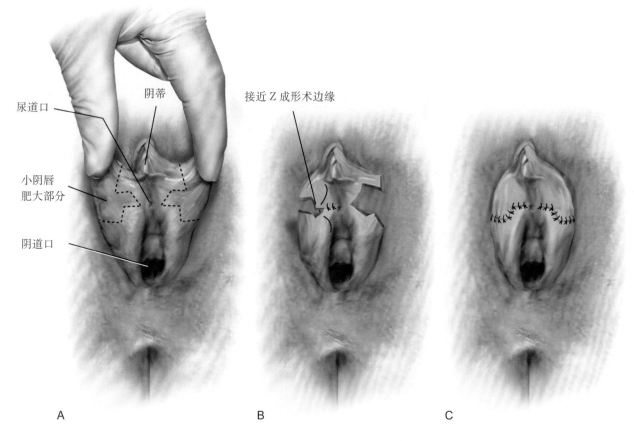

尿道口

阴蒂

接近 Z 成形术边缘

小阴唇
肥大部分

阴道口

A　　　　　　　　　　　B　　　　　　　　　　　C

图 103-5　Z 形矫形法。A. 切除多余皮肤；B. 将切缘重新对合后间断缝合；C. 完成缝合整形术后的外观

图 103-6　A. 图片显示中度小阴唇肥大；B. 将小阴唇向两侧拉开，可见其肥大的程度更明显

图 103-7　A. 用标记笔在左侧小阴唇上标记出拟楔形切除的界线；B. 两侧楔形切除的范围形态需对称

图 103-8　肾上腺素生理盐水 1∶100 稀释后注射至小阴唇，以减少出血

图 103-9　在左侧小阴唇内侧面，沿标记楔形锐性切开

图 103-10　在左侧小阴唇外侧面，与内侧面相同做楔形切开，两面的切口边缘可精确对合

图 103-11　切除多余的楔形部分后，用 Allis 钳夹持，将剩余小阴唇的上、下两部分对合

图 103-12　A. 将重新对合的上、下两部分的外侧面以 4-0 薇乔线缝合；B. 切口的内侧面缝合方法相同

图 103-13　再进行右侧小阴唇的操作

图 103-14　与左侧对称，从右侧小阴唇楔形切除部分组织

图 103-15　两侧小阴唇切除的组织，行病理检查

图 103-16　小阴唇整形手术完成后

图 103-17　小阴唇明显肥大，影响女性的日常生活和感受

图 103-18　右侧小阴唇明显大于左侧，设计切口线时在右侧标记拟切除更多的组织，而左侧标记相对较少的组织

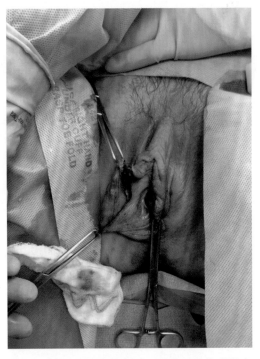

图 103-19　在手术显微镜辅助下使用二氧化碳激光，可以更精确地沿标记线进行切割。切割前于双侧小阴唇注射 1∶100 血管加压素溶液，小阴唇组织的切除由激光刀及精细剪刀联合完成

图 103-20　右侧小阴唇两侧切缘拉拢，外侧面采用 4-0 薇乔缝线间断缝合

图 104-5　A. 一例会阴裂伤后瘢痕过度形成造成阴道口缩窄的年轻患者；B. 阴道口狭窄，仅可容纳 1 指；C. 会阴体处瘢痕带；D. 标记出拟切除的会阴体瘢痕；E. 切除多余的会阴皮肤，需注意瘢痕的范围；F. 瘢痕组织切除后，分离阴道后壁和直肠前壁间隙

图 104-5 续　G. 阴道后壁已游离；H. 阴道后壁两侧边已缝合收紧，会阴体皮肤大面积缺损；I. 用 Surgisis 补片 (Cook Medical) 覆盖缺损的会阴体；J. 会阴重建后，阴道口可容纳 2 指；K. 术后 3 个月，Surgisis 补片已和周围皮肤融合，呈正常会阴皮肤外观

（李静然　译　王建六　校）

第十六部分

乳　腺

第 105 章

乳腺解剖及手术

Donna L.Stahl, Karen S. Columbus, Michael S. Baggish

一、女性乳腺解剖

乳腺是特殊的汗腺，是一种具有特殊功能的顶浆分泌腺。而且乳房是女性重要的性征器官，是社会及个体认可的一种区分性别的重要结构。成年女性的乳房位于前胸壁第 2~6 肋间（图 105-1A），平均直径 10~12 cm，厚 5~7 cm。乳腺从胸骨边缘直至腋中线，一部分乳腺组织延伸至腋窝，即是乳腺腋尾部（图 105-1B）。就解剖学而言，乳房位于胸浅筋膜的浅层、深层之间，胸浅筋膜的深层是腹前壁 Scarpa 筋膜的延续。因此，乳房大致为半球形，位于包裹着胸大肌的胸深筋膜浅层（图 105-2）。位于胸浅筋膜浅层和深层之间的纤维束对维持乳房结构和形状起到了重要作用。这些 Cooper 韧带组成了乳房悬韧带，尤其在乳房下部更为明显（乳房下皱襞）。

乳腺组织位于胸浅筋膜浅层和深层之间，大部分为脂肪，还包括乳腺实质及结缔组织（基质）。脂肪的相对含量保证了乳房在活动时的弹性。随着脂肪含量的增加，乳房的活动度越大，但当脂肪过多时会导致乳房下垂。隆胸所造成的瘢痕也会限制乳房在胸壁上的活动（图 105-3）。

乳腺实质由 15~20 个节段或腺叶或小叶构成，每一腺叶有其单独的乳管，它们呈放射状排列，乳管汇聚至乳头，有 5~10 个主要的乳管开口于乳头。每个腺叶包含 20~40 个腺小叶，每个腺小叶又由 10~100 个腺泡组成（图 105-3 和图 105-4）。

每个乳房有一个直径约 1 in 或稍大一些的圆形色素沉着区，即乳晕。乳头位于乳晕的中央。乳晕的真皮层包含纵向和环形的平滑肌，当肌肉收缩时会形成褶皱的外观（图 105-1B 插图）。

在乳晕的外周可以看到一些凸起的开口，这些是蒙氏腺导管的末端。蒙氏腺是特殊的皮脂腺，其分泌物使乳晕得以被滋润。在妊娠期间，这些腺体可以分泌乳汁样的物质（图 105-1B 插图）。

乳腺的功能单位即腺小叶。它由被血管基质包围的内衬立方上皮和肌上皮细胞的小腺体组成。小叶间导管汇至小叶外导管，再汇入较大的收集管，然后汇至更大的输乳管，引流整个腺叶。在汇至乳头之前，乳管膨大为输乳管壶腹或称输乳管窦。肌上皮细胞的收缩，以及乳晕区平滑肌的收缩促进输乳管窦内的乳汁排空（图 105-4 插图）。

乳房的大小随着月经周期而改变。乳腺实质受雌激素及孕激素的影响。在月经周期的第 22~25 天，同子宫内膜一样，乳房脂肪中的水含量（水肿）处于峰值。在月经周期的第 4~5 天激素水平最低。

虽然大多数乳房在大小上是对称的，但左右两侧乳房存在差异也是很正常的（图 105-5）。

二、乳腺的体格检查

乳房的体格检查是所有女性每年常规例行妇科检查的一部分，是乳腺癌筛查的重要手段。像任何其他体格检查一样，能否早期检查出乳腺肿物，依赖于体格检查的质量及是否完全。乳腺体格检查应有充足的时间，这样检查医生才能不会因匆匆进行而有所遗漏。

乳腺检查的最佳时间是在月经周期的早期增殖期。对接受激素替代治疗的女性而言，最佳的检查时间是吃药后的 4~5 天。

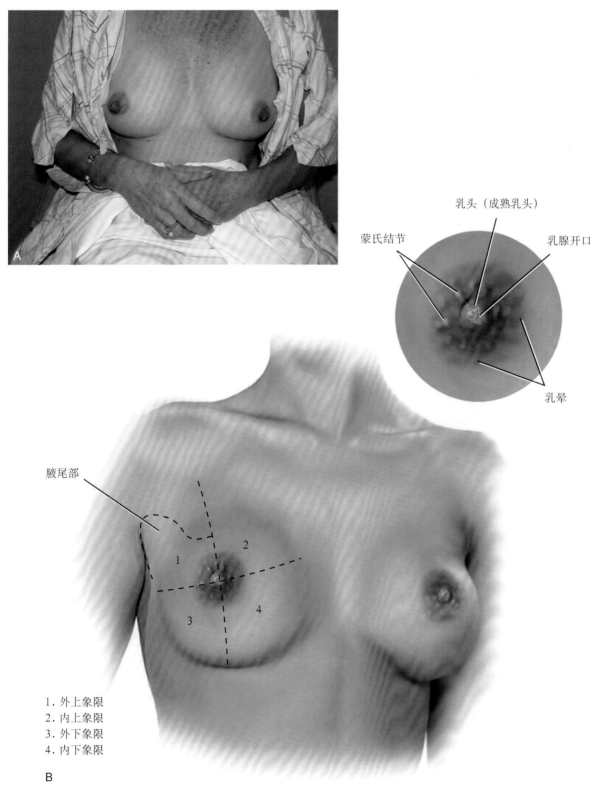

图 105-1　A.乳房在女性的胸壁上占有重要的位置，它们代表着女性的特点；B.乳房位于前胸壁第 2~6 肋间。为了描述方便，乳房被分为四个象限：上、下方各两个。乳房下皱襞构成了半球形乳房的下缘。外上象限的乳腺组织延伸至腋窝，即腋尾部。插图显示了乳晕的详细结构，包括乳头、蒙氏结节及色素沉着的皮肤

检查时患者坐在检查台一端面向检查者（图105-6）。患者的双手自然下垂，观察乳房是否对称、有无乳头内陷及酒窝征（图105-7）。观察乳房皮肤的颜色，尤其需注意红肿、局部的固定及瘢痕形成。乳晕乳头区需注意有无乳头内陷、酒窝征、局部的变色和溃疡。要求患者前倾，这样使乳房游离于胸壁更明显的下垂（图105-7）。

接下来，要求患者双手叉腰（图105-8），这个动作会使胸大肌收缩。然后高举双手过头，这样可以从胸壁上抬升乳腺（图105-9）。同样在这个体位下需对乳房进行观察、视诊。

图 105-2　乳腺组织位于胸浅筋膜内，位于包裹胸大肌的胸深筋膜上方。乳房向下直达前锯肌、腹外斜肌、腹直肌表面的深筋膜。胸浅筋膜分为浅层和深层。胸浅筋膜深层与胸深筋膜由疏松的脂肪组织分隔

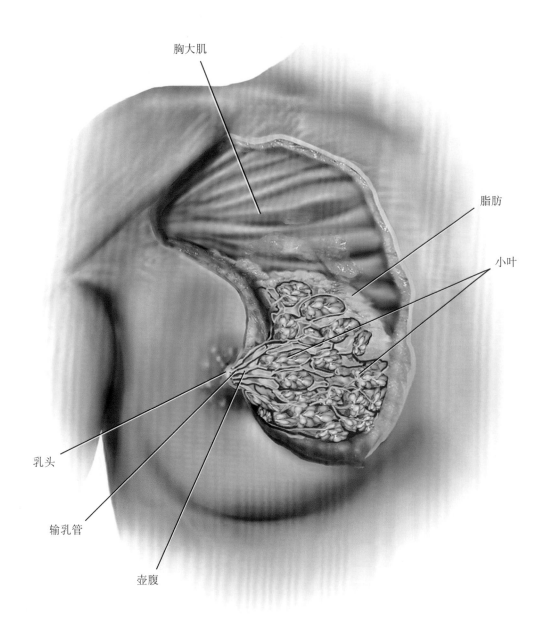

图 105-3 乳房包括脂肪和乳腺组织。乳腺组织由腺小叶、乳管及纤维结缔组织构成。顶浆分泌腺分泌乳汁，通过一系列乳管汇聚并运输至乳头。乳房的结构框架由位于浅筋膜深层和乳房皮肤真皮层之间的纤维束维持。这些纤维结缔组织又称 Cooper 韧带，很大程度上保持了乳房的球形形状

输乳管　小叶外终末导管　小叶内终末导管

壶腹（输乳管窦）

乳房后间隙

导管开口

乳晕

胸浅筋膜

浅层

深层

胸小肌

胸大肌

小叶

皮下脂肪团

肋骨

肺

图 105-4　乳腺的功能单位是由小的腺体结构所组成，这些腺体由线性排列的立方细胞和肌上皮细胞所构成并分泌乳汁。乳汁的分泌是从腺泡内向腺泡外终末导管，最终到较大的输乳管这个方向来推进的。在引流至乳头前，这些乳汁被储存在乳晕区输入管壶腹。每个乳腺内泌乳导管负责引流一个由 20~40 个小叶组成的一个区段

图 105-5　图片显示双侧乳房发育的极度不对称。双侧乳房轻度的不对称非常常见，与图片中的情况相反，一般左侧乳房较右侧乳房稍大

正如在解剖章节中提到的，大多数人双侧乳房体积的差异很小；偶尔，双乳间的差异（如不对称）可以很明显（图 105-5）。

患者保持坐位，分别在患者左侧和右侧进行腋窝的检查（图 105-10）。检查者右手托持患者右手，用左手触诊患者右腋窝淋巴结。在患者左侧进行锁骨上区触诊，检查是否有肿大的淋巴结（图 105-11）。接着，检查者立于患者身后按压乳房和乳头，检查有无乳头溢液（图 105-12A 和 B）。

患者采取仰卧位躺在检查床上，检查者用双手的指腹交替按压触摸乳房，在胸壁表面对乳房进行触诊。可以采用很多方法进行查体。常用的方法是将乳房从顶部到基底分为 3 个区，首先从上方 1/3 区开始触诊，逐渐向内侧触诊直至胸骨。如此反复将 3 个区域完全触诊完毕。乳头、乳晕区单独触诊，并适度挤压检查有无乳头溢液（图 105-13 和图 105-14）。

不要遗忘对乳房下皱襞处的查体，这样，乳房查体才算完整（图 105-15）。锁骨上区可在坐位或仰卧位进行检查（图 105-11）。

因为约 5% 的乳腺癌发生于妊娠时或产后，所以不建议在这些时期推迟乳腺的常规检查。如果女性正在哺乳期，则检查乳房前需排空乳汁。

检查结果的记录非常重要。在患者的病历中应详细记录所有的阴性和阳性发现。尤其是在双乳间发现不同的结节或肿物更应详细记录。所有肿物都应记录大小、形状（以厘米为单位）、位置（精确

解剖定位）、固定还是活动、质地（硬、软、韧），以及触感（压痛或无痛）。乳头溢液应根据按压不同的象限后是否出现而定位，并描述颜色和黏稠度。应做愈创木脂试验，将分泌物涂于玻片上、固定后送病理检查。

三、细针穿刺检查（FNA）

FNA 配合细胞学检查是一项可以在诊室内安全进行的诊断操作。可以采用直接穿刺，也可在超声引导下穿刺。单凭触诊可能无法鉴别实性肿物还是乳房囊肿，而细针穿刺可以用来鉴别囊性和实性肿物。诊断性乳房 X 线检查应在穿刺前进行（图 105-16）。

FNA 诊断的准确率可以达到 95%。FNA 结果的准确度依赖于细针穿刺获得足够的细胞，以及有经验的细胞病理诊断的医生。要记住，FNA 结果阴性并不能完全排除进一步接受活检的可能。

细针穿刺的技术比较简单。肿物表面的乳房皮肤用乙醇消毒，一只手固定肿物，另一只手用 10 ml 注射器 22G 针头穿刺入肿物中，同时回抽针栓。如果肿物是囊肿，则可将囊肿内容物抽出并送病理检查，抽吸后触诊肿物会完全萎陷不可触及。如果在 FNA 后肿物仍存在，可能需进一步活检（图 105-17 至图 105-25）。

妇产科医生如果想进行 FNA 检查需经专门的培训。

图 105-6 乳房查体开始时患者取坐位，面朝检查者

图 105-7 患者双手自然下垂并向前倾，这样双乳自然下垂于胸前

图 105-8   患者端坐并双手叉腰，这样可视诊观察双乳的对称性、有无回缩、乳头位置和外观。注意其右乳内上象限的手术瘢痕

图 105-9   指导患者双手高举过头，使乳房产生一定的张力。观察乳房皮肤颜色、有无水肿、皮肤增厚、溃疡或酒窝征。记录乳头形态，如凸起、内陷或偏斜

图 105-10   检查腋窝是否有淋巴结肿大或压痛。患者上肢由检查者托持使胸肌松弛，检查者另一只手触诊腋窝

图 105-11   接下来要对锁骨上区进行触诊检查是否有淋巴结肿大

图 105-12   A 和 B. 检查者站立在患者身侧和身后，挤压乳头、乳晕看是否有乳头溢液。挤压不同的象限，可帮助判断乳头溢液存在的相对区段

图 105-13　A~E. 患者仰卧位，同侧上肢置于头顶。检查者用他（或她）的指腹触诊乳房。我们推荐将乳房分为 3~4 个区域。从内侧向外侧的次序逐步触诊直至腋中线。如此进行，将剩余的每一个区域都检查一遍，覆盖从锁骨到肋弓下缘的所有区域。乳头和乳晕区分别加压检查，观察是否有溢液

图 105-14　挤压乳头、乳晕，检查是否有乳头溢液

图 105-15　乳房下皱襞处应仔细触诊。乳腺查体结束

图 105-16　该乳腺 X 线检查显示，在乳房上象限有一可疑恶性肿物，需对该肿物进行活检

图 105-17　该图显示了 FNA 所需的必需物品，包括碘酊或乙醇、局部麻醉药、局部麻醉用注射器和针吸用注射器、针头、细胞病理检查工具、抗生素药膏和敷料绷带等

图 105-18　在怀疑有囊肿的乳房皮肤处用碘酊或乙醇消毒。一定要注意无菌操作

图 105-19　乳房肿物必须用一只手的手指加以固定，直至穿刺抽吸完毕

图 105-20　在计划穿刺部位的皮肤用 25G 针头注射 3~5 ml 1% 利多卡因局部麻醉

图 105-21　A. 用 10 ml 注射器和 22G 针头进行 FNA。抽吸前在注射器中保留 1 ml 空气。如果抽到液体，则将囊肿完全抽空。如果囊液是血性（非创伤性）或浑浊，需行细胞学检查。而且，如果抽吸后肿物并未消失，穿刺液也需送细胞学病理评价。对实性肿物，操作者固定肿物，应从不同角度多方向穿刺抽吸。在每次抽吸中，都需保持穿刺针的负压状态。B. 穿刺抽吸病变。图片显示为"蓝顶"囊肿。病变是囊性的，当抽吸出液体后肿物将萎陷

图 105-22 穿刺抽吸物应放置于细胞学检查装置或喷在载玻片上做细胞学涂片。病理获取的方法应由外科医生、妇产科医生和病理科医生共同选择决定

图 105-23 实性肿物可采用空芯针穿刺。图中是空芯针活检装置

图 105-24 这是空芯针穿刺尖端锐利的斜切割面

图 105-25 空芯针穿刺到可疑实性肿物组织后，可将其包埋固定送病理检查

（彭 媛 译 程 琳 校）

内镜检查与内镜手术

第十七部分

宫 腔 镜

第 106 章

宫腔镜手术器械

Michael S. Baggish

与诊断性宫腔镜一样，手术宫腔镜在使用时必须首先膨宫，显露视野。虽然有多种器械，但宫腔镜检查和操作时便于操作的器械并不多。

第一，最重要的装置是镜头，以看清宫腔内的情况。常用的是带有柱状透镜或光纤传导单元，外径（O.D.）为 4 mm 的硬镜（图 106-1A~C）。

第二，是宫腔镜的套鞘，将膨宫介质注入宫腔。如果是简单的检查，可以使用 5 mm O.D. 的套鞘。手术宫腔镜则使用外径更粗（7.5~9.0 mm）的套鞘（图 106-2A 和 B）。套鞘兼具各自独立的入水和出水两个管道。使宫腔内得以持续灌注（图 106-3A~D）。有些套鞘是特殊的，比如切割用套鞘是专为电切手术设计的（图 106-4A~C）。

第三，大功率（首选氙）的光源发生器提供高强度的光源（图 106-5）。与光源发生器一起使用的还有视频采集器和监视器，因为现代宫腔镜，即使不是全部也是大多数，由术者完成，助手通过监视器观察术野(图 106-6A 和 B)。应当有记录图片，视频或数码图像的数据记录装置以记录术中所见和手术操作（图 106-7）。

辅助设备可以分为非能量装置和能量装置。非能量装置包括剪刀、抓钳、活检钳和灌注套管（图 106-8A 和 B）。能量装置包括单极和双极的针状电极，球形电极和激光纤维（图 106-9A 和 B）。手术宫腔镜经常使用的特殊套鞘是电切镜。它包括一个灌注套鞘，一套双臂的单极电极和一个使电极自套鞘伸出及回缩的弹簧触发手柄（图 106-10）。如此繁多的器械仍然是便于整合的，这是由于它可移动，可拆卸，便于存放（图 106-5）。

第四，宫腔镜膨宫介质［如 32% 右旋糖酐-70（Hyskon）、甘氨酸、甘露醇和生理盐水］是血管活性物质，进入血液循环后产生不同的压力（图 106-11 和图 106-12）。因此每一次手术宫腔镜操作应当准确计量入量和出量。最准确的计量水量的方式是使用防水织物围成的袋子收集流出的液体（图 106-13）。

图 106-1 A. 外径 4 mm 的镜头，由光学（视觉）的和玻璃的光导纤维构成；B. 图中放大显示的是：镜头的放大目镜部分，以及连接移动光源与镜头之间的光导纤维；C. 手绘部分显示的是镜头的构成。0° 物镜是直接成像的，30° 镜观察的物体是有一定偏移，并成角度的。实际上，图像是通过一系列的柱状透镜传递到物镜上

图 106-2 A. 镜头与 5 mm 的诊断套鞘相配，将所选用的膨宫介质通过套鞘注入，使宫颈和宫腔膨起。术者将镜头插入宫颈外口，并直视下进入宫腔。B. 并排展示手术用（左）和诊断用（右）套鞘。与不同套鞘相配的镜头是完全相同的（外径 4 mm）

图 106-3　A. 宫腔镜的双套鞘之间是相互隔开的，以使膨宫介质得以来回流动。向前的阀门是入水口，向后的是出水口。B. 图 106-3A 中显示套鞘的远端。外鞘上可见侧孔和顶端的大孔，循环的液体自此流至鞘外。C. 手术用套鞘从测量装置中穿出。孔的直径是 8.7 mm。D. 一套完整的诊断用和手术用套鞘，镜头和光导纤维

图 106-4 A. 经过特殊改造的手术电切镜套鞘适合使用单极电外科装置，这个套鞘是灌流型的（双鞘），电极是双臂支撑的成角度的环；B. 直线型电切环是为切除宫底病灶设计的；C. 用于切割、消融和凝集的各种不同电极

图 106-5 一个大型可移动式辅助用器械柜，带有视频监视器、视频控制器光导纤维和视频记录仪

图 106-6   A.当代手术宫腔镜都是通过视频显示器监视术野来完成操作的。一个连接镜头目镜的小型内镜适配器。B. 由于可以通过电视监视器观察术野,因此术者可以坐直身体完成宫腔镜手术。当然,助手和术者看到的是同样的画面

图 106-7   数码打印机可以使术中记录的图像作为图片和幻灯片永久保留

图 106-8   A.这些非能量装置通过宫腔镜套鞘的操作管插入宫腔。上方摆放的是剪刀,中间的是活检钳,下方的是鳄嘴钳。B. 一个 3 mm 的吸引套管,用来抽吸来自宫腔的血液和碎片

图 106-9　A. 1000 μm 激光纤维有助于切割、消融和凝集；B. 3 个可以通过宫腔镜套鞘的操作管插入宫腔的电外科器械。它们是（自上而下）3 mm 球形单极电极，双叉状双极电极和 3 mm 纽扣样单极电极

图 106-10　图片显示使电极自套鞘伸出及回缩的弹簧触发手柄

图 106-11　很多宫腔镜的介质都可以用来膨宫。使用单极装置时，最安全的介质是 5% 甘露醇，因为它是等渗液

图 106-12　膨宫机可以用来灌注液体。较新型的膨宫机可以记录膨宫压力、灌注量（ml）及膨宫液的剩余量

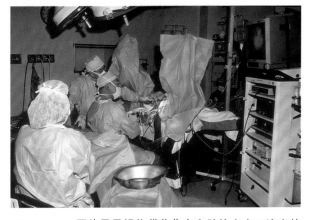

图 106-13　图片显示织物袋收集自宫腔镜出水口流出的液体。它也可以收集自宫颈口流出的液体

（周　蓉　译　魏丽惠　校）

第 107 章

适应证和手术技巧

Michael S. Baggish

手术宫腔镜用于治疗子宫的器质性疾病。还有子宫内膜消融手术,它是用于治疗非器质性病变(如子宫内膜增生或子宫内膜癌)的异常子宫出血的方法。表 107-1 为宫腔镜的常见指征,表 107-2 为与年龄相关的异常子宫出血的诊断。

以下原则适用于全部宫腔镜手术。第 112 章中将阐述膨宫介质出量与入量的计量问题。所有的宫腔镜手术都必须在视野清晰的状态下完成。如果术中出血,将使得宫腔内水流异常搅动,并使视野中的水流变成粉色或红色。电或激光等各种能量设备都不应进行前推式操作。仅当回拉手柄,即将装置移开子宫底部时才启动它(图 107-1)。

另一个注意事项是,膨宫欠佳导致手术终止。膨宫欠佳意味着手术野的消失。必须搞清楚膨宫欠佳的原因。首先应当除外子宫穿孔(图 107-2)。

扩张宫颈是为了将手术用套鞘置入颈管内,如同放置检查镜的套鞘一样(图 107-3)。诊断用检查镜的套鞘直径不会超过 5 mm,而手术用套鞘的平均直径是 8 mm。术者不必过度扩张宫颈,否则将导致膨宫液体漏出,宫腔膨起不满意。

某些操作需要同时使用腹腔镜,以避免或快速诊断子宫穿孔(图 107-4)。如较大的黏膜下肌瘤切除术和子宫纵隔切除术。行困难的宫腔粘连松解术时,最好能从子宫的上方进行监测。

很明显,恰当的术前准备将使术者的操作更为顺利。在子宫内膜消融术前,应常规行子宫内膜活检评估宫腔,除外子宫内膜癌。在行肌瘤切除或内膜消融之前,可以给予促性腺激素释放激素(GnRH)。子宫纵隔切除术应当在月经的卵泡期实施更好。

操作宫腔镜的妇科医生必须准备好控制操作部位的出血。可以使用各种能量装置来电凝。如果上述方法不能奏效,可以在宫腔内放置腔内球囊(图 107-5)。建议术前查好血型,备好血源,以备紧急情况下的输血之需。

最后,手术中的护士、设备、患者、麻醉师和外科医师的明确分工是手术团队组织良好的重要环节,以保证手术的安全和快捷实施(图 107-6)。

表 107-1 指征
1. 异常子宫出血
2. 可疑肿瘤
3. 畸形
4. 不孕症和生育力减低
5. 妊娠状况
6. 激素监测
7. 宫内节育器残留
8. 绝育术
9. 扩宫刮宫术
10. 子宫肌瘤

表 107-2 768 例异常子宫出血的宫腔镜检查结果

结果	年龄分组	
	生育年龄	绝经后
子宫肌瘤	93	27
子宫内膜增生	91	27
子宫内膜息肉	82	70
子宫颈息肉	20	13
正常宫腔	68	38
胎盘部位息肉	58	0
蜕膜残留（异位妊娠）	6	0
萎缩内膜	7	25
子宫腺肌病	8	2
宫颈癌	4	4
子宫内膜癌	3	38
其他	47	37
合计	487	281

图 107-1 使用电发生或激光装置时，不要在电极或纤维束前进时启动能量。仅将球形电极（上图所示）回缩至套鞘的过程中启动能量发生装置

图 107-2 膨宫无效时应当停止所有外科操作。左图所示为膨宫满意时的电切割。右图所示为发生了子宫穿孔，宫腔四壁塌陷至电切装置周围

图 107-3　如果需要扩宫，应当使用普拉特（Pratt）扩宫棒，这些锥形的扩宫棒能够顺利而柔和地通过宫颈。扩宫通常会造成子宫出血。过度扩张的宫颈将导致膨宫液漏出，膨宫不满意。事实上，膨宫液的漏出将使宫腔镜操作被迫停止

图 107-5　如果宫腔镜手术完成后发生出血，可以向宫腔插入球囊，并使之膨胀至 3 cm³ 以上。正常大小的宫腔，膨胀的球囊应当不大于 5 cm³。下拉球囊杆使球囊下缘位于宫颈内口上方。真空袋连于导杆，记录失血量

图 107-4　腹腔镜是宫腔镜重要的辅助手段，尤其为了避免或至少是确认子宫穿孔时。应当不时地经宫颈内放置的宫腔镜举起子宫，使得腹腔镜能够检查到子宫后壁及宫底

图 107-6　图片显示手术宫腔镜的术间布置安排

（周　蓉　译　魏丽惠　校）

第108章

子宫纵隔切除术

Michael S. Baggish

子宫由胚胎期的左、右苗勒管发育而成。如果融合得不完全或未发生融合，将导致子宫纵隔。纵隔将原本宽敞的宫腔分割成两个较小的空间。完全纵隔可以延伸到宫颈解剖学内口。不全纵隔之下界可以是自宫底向下至宫颈的任何部位。彻底的未融合时，形成了双子宫，即两个子宫体及宫颈完全分开，各自独立。

当出现不明原因的早产时，应当可疑存在子宫纵隔。子宫纵隔不会导致不孕。通过多种方法，包括宫腔镜检查，能够客观地得出诊断。宫腔镜检查是确定性诊断。可以看到在子宫前后壁之间有一柱状的垂直物将宫腔一分为二（图 108-1）。那情形如同从双筒望远镜的一端看到另一端。

宫腔镜诊断子宫纵隔之前通常应当进行诊断性腹腔镜检查。腹腔内子宫轮廓的检查可以除外双角子宫的情况。如果是双角子宫，则是子宫纵隔切除术的禁忌。纠正双角子宫的外科手术已在第 17 章中有描述。同样，子宫纵隔切除术的同时，可以行腹腔镜监护。

子宫输卵管造影术可以记录纵隔的初始结构和输卵管开口的状况（图 108-2）。术后行造影术可以了解手术是否足够满意。

检查后，切除纵隔。剪刀是完成该操作的首选工具（图 108-3）。也可以使用电设备，如回拉式电极、针状电极或激光。但是它们都存在造成组织坏死、瘢痕形成的较大的潜在风险。使用剪刀时最大的风险是出血。如果一直沿纵隔长轴的中线剪开，避免剪入子宫肌层，就可以避免出血的发生（图 108-4）。纵隔切开后，术者应常规修剪子宫壁，使前后壁不再有可以移动的组织（图 108-5）。搏动性出血意味着切入肌层，提示术者应当停止切割。助手通过腹腔镜观察到宫腔镜的光线亮度加大或聚集时，应当提醒术者（图 108-6）。冷光源可以透过子宫壁显像。

手术即将结束时，应当关闭操作套鞘的入水口和出水口，以降低宫腔内压力。这样可以使术者发现那些大量出血的部位。

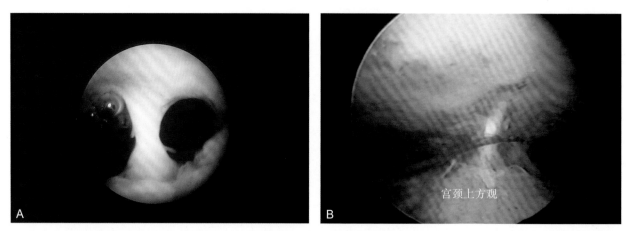

图 108-1　A. 宫颈内口上方观子宫不全纵隔；B. 宫颈上方观双角子宫。注意：未同时行腹腔镜检查时，很难区分双角子宫和子宫不全纵隔

图 108-2　子宫输卵管造影显示融合缺陷和一个较宽的纵隔

图 108-3　A. 纵隔切除术前的子宫不全纵隔；B. 图中
12 点钟方向的剪刀正在接近子宫前后壁之间的纵隔中
点；C. 剪开的纵隔由于没有血管而极少出血；D. 于宫腔
中部剪开纵隔，剪切位置适当；E. 纵隔已被完全切除，
到达纵隔顶端时由于血供丰富，容易导致出血

图 108-4   切开宽纵隔的技巧。剪开纵隔周围的组织，以使较厚的组织变薄

图 108-5   图片显示正确的（左）和错误的（右）纵隔切开部位。切口部位过低将不可避免导致出血

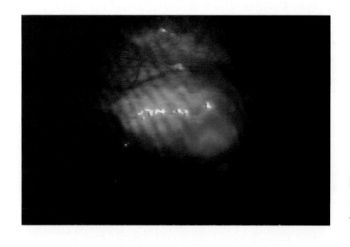

图 108-6   通过腹腔镜，助手如果发现透过子宫肌壁的宫腔来源的光线变亮，应当提醒术者停止子宫纵隔切除术的操作

（周　蓉　译　魏丽惠　校）

第 109 章

子宫内膜消融术

Michael S. Baggish

已经证实：应用微创的宫腔镜技术治疗难治性子宫出血比子宫切除术更加有效且花费低。

手术适用于患异常子宫出血且同时希望保留子宫或行子宫切除术时风险过高的患者。禁忌证是：患有子宫内膜腺癌、子宫内膜不典型性增生、尚未逆转的良性子宫内膜过度增生、痛经或新发附件肿物者。

"消融"（ablation）这个名词有专门的含义。将它理解为组织汽化，主要是通过热效应实现的。当组织加热到100℃时，细胞中的水分由液态转变成气态，导致细胞体积膨胀，细胞及其内容物进出，造成细胞实际上的消失。当温度迅速达到100℃时，即发生快速汽化。鉴于上述原因，激光或射频（RF）电外科技术（图109-1A和B）可以使消融手术达到最佳的效果。

最常用于子宫内膜消融术的激光是钕钇铝石榴石（Nd-YAG）激光。该激光能够穿透液体介质，并同时发挥凝结作用。它通过一根1mm的纤维，经宫腔镜的操作套鞘通道，送至宫腔，击穿子宫内膜及浅肌层来发挥作用（图109-2A～C）。

所选择的电外科装置是球形电极。它可以穿过宫腔镜手术套鞘直接安装，也可以使用一种专门设计的、带有"滑进–滑出"结构的套鞘。电极是单极的，双臂球，圆柱形或电切环（图109-3）。

不论使用Nd-YAG激光纤维还是单极电极，最后一步（加热组织）都是一样的。决定消融术是否有效的关键是功率密度，即单位组织吸收的功率（W/cm^2），或能量密度（J/cm^2），或某一时间内产生的功率密度（表109-1）。如激光在组织上作用10秒的能量密度（相关参数列于表109-1）是$8333 \times 10 \, J/cm^2$，或$83\,333 \, J/cm^2$。

应用Nd-YAG激光消融术前1个月开始使用促性腺激素释放激素（GnRH）类似物（曲普瑞林）预处理内膜。术前内膜取样，病理结果提示良性（图109-4A和B）。患者取膀胱截石位，常规消毒，铺巾。扩张宫颈，将连有内镜视频照相机的手术宫腔镜，经宫颈插入宫腔，同时打开膨宫介质入水阀门。此时，选择0.9%的生理盐水作为膨宫介质（图109-5）。

检查宫腔后，经操作套鞘将1200μm的激光纤维插入宫腔，使光线到达子宫内膜（图109-6A和B），从前壁开始消融术。直视下推进纤维束，当纤维向宫腔镜移动时，启动激光的脚踏开关。术者通过监视器监视术野（图109-7）。移动激光纤维时将内膜一行一行地消融，有些类似修剪草坪（图109-8A和B）。处理完前壁之后，侧向摆动纤维束，处理宫底和宫角。最后处理后壁和侧壁（图109-9）。消融范围自宫底至宫颈内口上方水平（图109-10）。宫颈无须消融处理。手术结束前，减少膨宫液入量，并关闭出水阀门。这有助于降低宫腔内的压力。术者检察宫腔内部的出血情况。最后取出器械。

使用回拉式电切镜和射频电外科探头时，步骤一般与Nd-YAG激光一样。只是膨宫介质必须是非电解质液，不能使用生理盐水（图109-11）。最安全的电解质是5%的甘露醇，它是一种等渗液，使得电流集中，有效消融。使用激光时，完成子宫内膜消融需要制订一个系统的计划。首先处理宫底和两侧宫角的内膜是最方便的。然后，使用回拉式电切镜上伸出的电极，按照从左至右，或从右至左的顺序，依次处理宫腔内膜（图109-12）。先是前壁，最后是后壁（图109-13A和B）。处理前后壁内膜的技巧是：将电极伸出，远离目镜，接触内膜后，在回拉电极时启动（图109-14）。

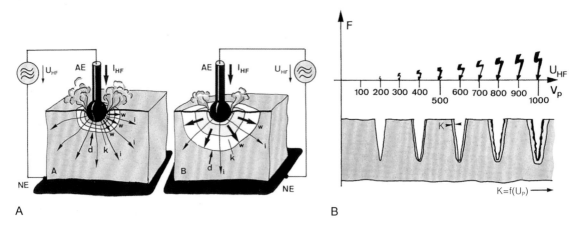

图 109-1　A. 左图球形电极达到汽化时温度的速度快于右图的电极。右图电极温度较低（如凝集）但致热范围较大。B. 当快速达到汽化温度，电极产生高功率密度时，产生切割作用。图片显示为相应的电火花大小。电压增高时，汽化时的凝集作用更强（AE. 有效电极；F. 弧线密度；I_{HF}. 某点上的电流强度；K. 凝集深度；NE. 中性电极；U_{HF}. 电压；V_P. 峰电压）

图 109-2　A. 图片显示一个 1000 μm 激光纤维（Nd-YAG）顶端。球形的顶端是为子宫内膜消融而设计的；B. 激光纤维被插入宫腔镜上的两个操作套鞘中的一个；C. 1000 μm 激光纤维的顶端位于宫腔镜的绝缘套鞘末端

第五篇 ■ 第十七部分

图 109-3　近来，多数术者采用回拉式电切镜行子宫内膜消融术。如图所示，它的移动有赖于滑动扳机的操作灵活性

表 109-1　激光作用于组织时的能量密度
瓦特：30
纤维直径：600μm
功率密度 $= \dfrac{30 \times 100}{(0.6)^2} = \dfrac{3000}{0.36}$
8333 W/cm² ＝PD
8333 W/(cm²·s)＝功（J）
每 10 秒钟产生 10×8333 J/cm² 或 83 333 J/cm²

图 109-4　未经预处理的子宫内膜（A），很厚且血管密布，经激素预处理的内膜（B）菲薄且血管较少，两者形成鲜明对比

图 109-5 膨宫机能够以恒定的速率将膨宫介质送至宫腔

图 109-6 A. 手术器械放入前可以看到一个预先准备良好的菲薄子宫内膜；B. 图上 12 点位方向显示为激光纤维。抽吸管位于激光纤维的左侧

图 109-7 术者通过视频监视器行宫腔镜手术。助手与术者可以同时看到

子宫内膜切除术，在美国已经不再流行，但英国和欧洲仍然在广泛应用。在那里，以环形电极代替球形电极。内膜被切割成条状并取出（图 109-14）。步骤与前边描述基本一致。此类手术的风险在于一旦切割过深，将导致持续出血或穿孔(图 109-15A~D)。

对于任何一种宫腔镜手术来说，精确控制膨宫介质的入量和出量，都是非常重要的。判断是否存在膨宫液不足，贯穿宫腔镜操作的始终。术后应当观察患者的出血量和是否存在水中毒。作者推荐：随后注射醋酸亮丙瑞林抑制子宫内膜再生。

子宫内膜消融术的最终目标是彻底破坏宫腔的表层组织至浅肌层。组织学检查可以证实破坏的程度（图 109-16）。术后 4 个月时的宫腔造影显示：由于粘连或其他原因使得宫腔变小（图 109-17）。

图 109-8 A.（应用 Nd-YAG 激光）消融术进行顺利，80% 的宫腔已被破坏；B. 消融术后，抽吸管将清理碎片和血块

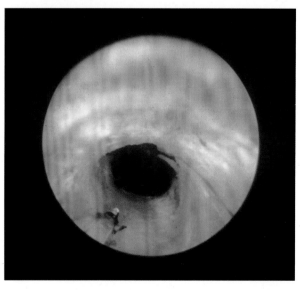

图 109-9 宫颈内口处的宫腔镜所见宫腔

图 109-10 撤出宫腔镜。注意：宫颈管内不行消融术

图 109-11　滚球电极比较大，即使在高电压下功率密度也较小。因此，与凝集作用不同，为了达到更好的消融的目的，作用于组织的时间应当延长

图 109-12　图片显示切割消融技术。处理宫底和宫角时，功率较小。处理前壁和后壁时需要增加功率

图 109-13　A. 球电极与子宫前壁接触，电流发生作用。白色区域是发生电凝的地方。黄色区域（肌层）已经消融。B. 已消融的组织（前壁和宫底的上半部）与完整的子宫内膜间的界线可清楚地显示

图 109-14 示意图显示由电切环完成的子宫内膜切除术

图 109-15 A. 双臂的环状电极已经伸出并远离宫腔镜的目镜；B. 当回拉电极入鞘时，电流工作，环形切割子宫内膜；C. 近距离观察环状电极切割的一片内膜；D. 组织已被切除掉

图 109-16 宫腔镜消融术后烧焦的及热灼伤的子宫内膜组织

图 109-17 术后 4 个月时的宫腔造影显示：宫腔变小

（周 蓉 译 魏丽惠 校）

第 110 章

非宫腔镜下微创伤子宫内膜消融术

Michael S. Baggish

　　微创伤非宫腔镜手术已经在很大程度上代替了宫腔镜子宫内膜消融术。妇科医师偏爱这些微创伤手术是由于以下原因：技术要求不高，无须膨宫，操作完成迅速。当用于减少月经量时，它们的疗效通常很好。闭经率通常低于宫腔镜直视下子宫内膜消融术。这种术式的缺点在于操作是盲目的（热球系统除外），它们适用于宫腔较小的患者，使用较低的压力，以保证安全。

　　常用装置如下所述：

　　Hydrothermablator（Boston Scientific, Natick, MA.）（图 110-1A 和 B）。宫腔内置入一个改良后的宫腔镜。将一袋普通盐水作为蓄水池，并充满整个系统。膨胀宫腔，如果有漏水，将会滴入蓄水池。加热宫腔外的生理盐水，并以低压灌入宫腔。通过镜头可以直接观察消融过程。

　　Microsulis（微波子宫内膜消融术；Microsulis, Hampshire, UK）（图 110-2）。电外科装置包括一个单极探头，它可以在术中发出兆赫级的射频频率，发挥微波的作用。电能转化为热能后，子宫内膜得以消融。这是最早期的非宫腔镜设备之一，可以追溯到 1991 年。为了使电极维持 65℃，需要一个大功率（如 200 W）的输出设备。术中，需要旋转电极，使温度均匀。患者在术中必须带有负极板。

　　NovaSure（Hologic InC., Marlborough, MA）（图 110-3A 和 B）。由一个双极的网状结构组成，它可以被折叠后插入宫腔。插入时，该装置应当先定好位，以使风筝样的框架张开后与倒三角形的宫腔相适应。从装置尾端的转盘上可以读取宫腔深度和宽度。二氧化碳气体将向子宫加压，检测宫腔是否漏气。双极射频的输出功率为 180 W，开始凝集内膜。

　　Thermachoice（Gynecare-Ethicon, Somerville, NJ）（图 110-4）。这是一个球形装置。术者将一个未充盈的球囊插入宫腔。球囊内可以充入无菌蒸馏水或盐水。根据所显示的压力，术者可以判断球囊是否完整。球囊内注入的约 15 ml 盐水在囊内加热，产生热效应来破坏内膜。宫腔的形状必须标准，以使球囊可以与宫腔各壁贴合充分。

并发症

　　表 110-1 [*after Ob-Gyn Management Volume 19(9), 2007*] 描述了美国食品药品监督管理局（FDA）公布的并发症。每种装置都各不相同。

　　Thermachoice 的主要并发症是由于球囊破裂导致子宫穿孔（图 110-5A 和 B）。HTA 则是热水自宫颈溢出（图 110-6A）。该公司新近已经开发了一种新型套鞘，它的宫颈密封性能更强（图 110-6B）。NovaSure 更多出现子宫穿孔和透壁性热损伤（图 110-7）。微波装置会出现高频电的泄漏和热损伤（图 110-8）。

图 110-1　A. 图片显示带有进水管和出水管的 HTA 套鞘，这些管道使进入宫腔的液体如盐水得以循环。所带镜头使术者可以观察手术过程。B. 整个 HTA 系统包括一个控制器，加热器和一个蓄水池。添加盐水使整个系统充满水

图 110-2　图片显示微波探头和控制单元。患者系上负极板。消融时，旋转电极，使温度均匀

图 110-3 A. NovaSure 是一个倒三角形的框架结构，内部带有双极电极。电极的一端是带电的，另一端是中性电极。B. 使用时，它可以被折起，进入宫腔后被推出，打开。张开的宽度显示在手柄的转盘上

图 110-4 Thermachoice 球囊在未充盈时插入宫腔。使用时充盈盐水，并在球囊内加热。加热后的球囊将热量传至周围的内膜组织，造成凝集性坏死（引自：Baggish MS, Valle RF, Guedj H. Hysteroscopy: Visual Perspectives of Uterine Anatomy, Physiology, and Pathology. 3rd ed. Philadelphia, Lippincott, Williams & Wilkins, 2007.）

表 110-1 4 种内膜消融装置的并发症

并发症	Hydrothermablator[*]	Thermachoic	NovaSure	Microsulis
子宫穿孔	2	3	26	19
肠道损伤	1[+]	1[+]	—	13[+]
反流烫伤	19	6	—	—
感染（败血症）	—	1[+]	2	1
瘘（窦道）形成	—	1[+]	1	—
透壁性子宫损伤	—	1	—	—
宫颈狭窄	—	8	1	—
心搏骤停	1	—	1	—
死亡	—	1	—	—
其他	—	3	1	4[+]
合计	22	22	32	20

* 包括作者的数据：6 例反流

+ 引自：Baggish MS: Endometrial ablation devices: how to make them truly safe. OBG Management 19(9), 2007.

图 110-5　A. 球囊破裂后，其内的热蒸馏水或盐水通过输卵管进入腹腔，或通过宫颈进入阴道；B. 如果肠管粘连于子宫浆膜面，透壁性热损伤可以导致随后的肠管烫伤（引自：Baggish MS, Valle RF, Guedj H. Hysteroscopy: Visual Perspectives of Uterine Anatomy, Physiology, and Pathology. 3rd ed. Philadelphia, Lippincott, Williams & Wilkins, 2007.）

图 110-6　A. Hydrothermablator 套鞘与宫颈之间的封口不严，将导致反流液漏出，烫伤。B. 一种改进后的套鞘使宫颈密封更严。一个精密的硅胶齿盘状封口（引自：Baggish MS, Valle RF, Guedj H. Hysteroscopy: Visual Perspectives of Uterine Anatomy, Physiology, and Pathology. 3rd ed. Philadelphia, Lippincott, Williams & Wilkins, 2007.）

图 110-7　左图显示 NovaSure 安放正常，右图显示造成子宫穿孔。此时工作电极将不仅凝集子宫肌层，而且还会凝集周围肠管（引自：Baggish MS, Valle RF, Guedj H. Hysteroscopy: Visual Perspectives of Uterine Anatomy, Physiology, and Pathology. 3rd ed. Philadelphia, Lippincott, Williams & Wilkins, 2007.）

图 110-8　微波电极在宫颈上方穿破子宫。工作电极可以造成周围组织的热损伤（引自：Baggish MS, Valle RF, Guedj H. Hysteroscopy: Visual Perspectives of Uterine Anatomy, Physiology, and Pathology. 3rd ed. Philadelphia, Lippincott, Williams & Wilkins, 2007.）

（周　蓉　译　魏丽惠　校）

第 111 章

黏膜下子宫肌瘤切除术

Michael S. Baggish

子宫肌瘤可以发生在子宫的任何部位，最常引起临床症状的是黏膜下子宫肌瘤。常见的临床表现有月经过多和经期延长。最常用的诊断方法是诊断性宫腔镜，也可以使用放射显影技术来诊断，如宫腔造影（图 111-1A 和 B）。宫腔镜下识别黏膜下子宫肌瘤很容易。可以见到一个球形突出物（图 111-2）。肿物可以是白色或粉红色（图 111-3）。肿物轮廓可以是圆形或半圆形，突向宫腔。仔细查看可以发现：肿物的大部分表面覆盖的肌壁较薄，可见充盈的血管。常见局部瘀斑和血块黏附（图 111-4）。如果膨宫介质的黏滞度较大，出血部位看上去如同是鲜血自破口，或黏膜表面、或血窦中喷出的鲜血（图 111-5）。

黏膜下子宫肌瘤治疗可以选择宫腔镜下的肌瘤破坏，首选肌瘤切除。还可以用激光或双极汽化的方法使肌瘤汽化消失，或者放射介入治疗行动脉栓塞术。与放射性栓塞相比，由于无须行动脉放射性显像，宫腔镜下黏膜下子宫肌瘤切除术具有明显优势。另外，切除的肌瘤标本可以进行病理检查。子宫平滑肌肉瘤并不常见，但是仍有存在的风险，它可以与其他良性肌瘤同时存在。

宫腔镜治疗的患者，可以在术前 3 个月肌内注射促性腺激素释放激素（GnRH）类似物（醋酸亮丙瑞林），每个月 3.75 mg。醋酸亮丙瑞林可以使肌瘤变小，肌瘤血供变少，肌瘤周围的内膜萎缩。对于较大的黏膜下肌瘤，宫腔镜手术的同时应当行腹腔镜监测。

患者取 Yellofin 支撑体位。所选择的器械可以是配以电切环的回拉式电切镜，一个精细电针，或钕钇铝石榴石（Nd-YAG）激光纤维（图 111-6A 和 B）。绝大多数术者以回拉式电切环切割瘤体（见

图 111-1A）。因此应当使用非电解质液体膨宫。最常用的是 5% 甘露醇。膨宫液自操作套鞘的入水孔灌入。放置器械之前，应当排净套鞘和连接管中的空气。目镜上连接内镜电视摄像机，直视下将器械由宫颈插入宫腔。

肌瘤需要被定位，冲掉宫腔内的血丝和碎片。宫腔镜仔细探查后，确定肌瘤的位置。找出肌瘤的蒂部。需要了解蒂的宽度和部位。同样需要明确宫角和输卵管开口的位置。将回拉式电切镜的目镜收回，充分显露术野（图 111-7A）。向肌瘤的上部和后部伸出电切环，紧贴肌瘤。向套鞘方向回拉电极时，踩脚踏通电，切割肌瘤（图 111-7B）。切下的碎片自电极掉下，在宫腔内漂浮。将电切环置于肌瘤前次被切割的部位旁边，准备再次切割。启动电发生器，切除下一片组织。重复以上动作，直至肌瘤顶部的部分削平与周围平齐（图 111-7C）。以同样方式切除肌瘤的下一层，最后全部肿物成为一堆组织碎片，自宫腔取出。注意不要切入子宫肌层，即切除突出的肌瘤，达到假包膜即可（图 111-8）。

关闭宫腔镜上出水孔和入水孔，尤其是后者，以降低压力。这将有助于术者评估术野内的出血量。用球形电极凝集有活动性出血的部位。最后，冲洗宫腔，再灌注膨宫液，确认子宫壁的完整性。

致肌瘤坏死的技术相对容易完成。选用的器械可以是 Nd-YAG 激光纤维或宫腔镜双极电针（图 111-9）。该方法的疗效等同于动脉栓塞。识别肌瘤并定位。将针状电极或激光纤维刺入肌瘤，深度为 3~4 mm，同时启动激光或电极（图 111-10）。凝集重复 20~40 次或更多，破坏子宫肌瘤。肌瘤坏死，附着于原位。凝集肌瘤表面的血窦，效果更佳。手术完成时，肌瘤表面将出现多个孔洞。

图 111-1　A. 宫腔镜下所见黏膜下肌瘤。宫腔镜是本病最准确的诊断方法。B. 宫腔造影显示宫腔内的局部缺损与黏膜下肌瘤一致。平滑的轮廓提示肌瘤，但无法确定诊断

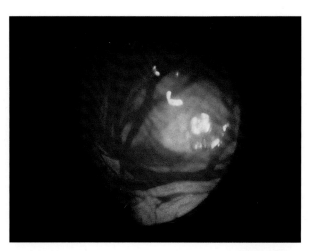

图 111-2　典型的带有瘀斑的圆形突起，同时合并近期出血，诊为黏膜下子宫肌瘤

图 111-3　表面血管的特殊走行也是黏膜下肌瘤的特点

图 111-4　近距离查看表面血管，明确其构成。可见薄壁质脆的血窦管腔充血

图 111-5　其中一根血管壁破裂。32% 右旋糖酐 -70(它不与血液相混) 可以在出血的同时保持清晰术野

图 111-6　A. 治疗黏膜下子宫肌瘤最常用的器械是带有电切环的回拉式电切镜。这根细环可以产生很高的功率密度，能够迅速汽化（切割）组织。B. 可以以钕钇铝石榴石（Nd-YAG）激光切除黏膜下子宫肌瘤

图 111-7　A. 这几张连续的宫腔镜图片显示：回拉式电切镜的电极被伸出，紧贴黏膜下肌瘤的后壁。B. 通电后，电切环切入肌瘤。注意：当电极回拉入宫腔镜时，有血喷向左侧。C. 肌瘤的大部分已被切除了。一些切除的碎片漂浮在膨宫液中

图 111-8 示意图显示图 111-7A~C 情况。注意要将肌瘤一步步切净至与周围的内膜组织平齐。不建议深挖至肌瘤周围的肌层来切除肌瘤

图 111-9 双叉状双极针状电极。一个叉是激活电极，另一个是返口（中性）电极。该电极长 3 mm，可以由回拉式电切镜的操作孔插入

图 111-10 肌瘤汽化示意图。双极电针多次插入肌瘤组织。每次插入时都凝集肌瘤组织。最后，整个肌瘤被从内部凝集，发生坏死和阻断血供

带蒂的肌瘤，如果蒂较细，可以使用针状电极切割蒂部。肌瘤定位以后，仔细查看肌瘤与子宫壁之间，确定蒂部的位置及与宫壁的关系，将宫腔镜置于蒂的上方。伸出针状电极，置于蒂的中部（图 111-11A）。向下移动宫腔镜时，启动电源。宫腔镜顶端的电极可以将联系宫壁的蒂部切断。

必要时重复 3~4 次，直到肌瘤从子宫壁游离下来（图 111-11B 和 C）。扩张宫颈，放入卵圆钳，依次钳夹，夹碎肌瘤，然后自扩张后的宫颈取出。另外，如果肌瘤较小（<2 cm），并且蒂部较细，可以用剪刀使肌瘤游离（图 111-12A~D）。

图 111-11　A. 这个巨大的肌瘤带蒂位于前壁。针状电极从右侧（患者）彻底切除之。B. 电极已将肌瘤蒂部切透，剪刀修剪中。C. 肌瘤已经完全游离，漂浮在宫腔中

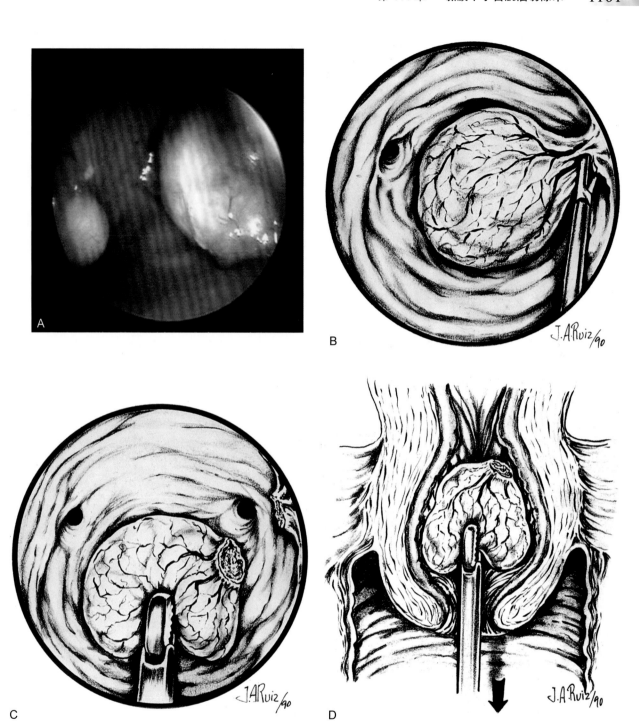

图 111-12　A. 一个很小但很明确的黏膜下子宫肌瘤。有一个相对较宽的基底部（无蒂）连于子宫壁。对侧宫壁上可见另一个肌瘤。B. 一个较小的肌瘤以一个较窄的蒂附着于子宫左侧壁。直视下用宫腔镜的剪刀剪除蒂部。C. 用齿抓钳抓取肌瘤。D. 肌瘤经扩张后的宫颈取出

（周　蓉　译　魏丽惠　校）

第112章

宫腔镜手术的并发症

Michael S. Baggish

手术并发症可以出现在手术宫腔镜时的任何时段。显然，最好是避免发生。但是如果一旦发生，关键是能够及时识别。手术套鞘比较粗大，需要扩张宫颈使器械自由进入宫腔。扩张宫颈时可能发生子宫穿孔（图112-1）。术者通过诊断性腹腔镜来决定是否需要修补穿孔。如果血液凝集时间后仍然继续出血，应当缝合破口。穿孔也可以发生于宫腔内操作的当时。传统工具使用时造成（如剪刀）的损伤，可以用腹腔镜检查子宫及周围脏器损伤（图112-2）。如果未发现持续性出血，则无须修补。如果持续性出血或搏动性出血，必须缝合止血。能量设备（激光或电外科设备）造成的穿孔，应当行开腹手术（图112-3）。必须仔细且系统检查周围肠管，判断是否已在大肠或小肠造成孔洞（图112-4A 和 B）。同时检查泌尿系统和大血管。

膨宫介质入血后可以导致多种并发症。这包括水中毒引起的肺水肿。后者可以由于任何一种膨宫介质引起。因此需要密切关注膨宫液的液体赤字（液体流入量∶液体流出量）。低渗液将导致更严重的并发症——低钠血症。甘氨酸和山梨醇都是低渗液，甘露醇是等渗液（图112-5 和图112-6）。

膨宫介质可以泵入宫腔。有一些泵使用二氧化碳气体或空气作为推力，将液体泵入宫腔的。一旦高压气体意外入血，可能伤害患者，甚至造成死亡，因此具有一定危险性，应当避免使用（图112-7 和图112-8）。滚球形水泵是安全而有效的。

操作部位出血是宫腔镜手术的常见并发症。可缎带给予宫腔内留置球囊来处理。以无菌蒸馏水小心地充盈球囊，不超过5 ml，来压迫出血的血管。如果宫腔增大，可以放置更大容量的球囊（图112-9）。

图 112-1　正在扩张宫颈以便插入手术套鞘。可能发生子宫穿孔，但是很少需要手术干预，也很少遗留远期并发症

图 112-2　腹腔镜下可见剪刀穿透子宫。同扩宫棒所致穿孔一样，除非出现持续性出血，无须处理

图 112-3　当激光纤维或电极穿出子宫时，需要开腹探查判断邻近器官是否受损

图 112-4　A. 上腹部 X 线片显示：能量器械造成子宫穿孔后出现的膈下游离气体，该图像为宫腔镜手术发生穿孔 3 天后拍摄；B. 宫腔镜穿孔后，单极电极切除一小段肠管，可以看到肠管壁的广泛热损伤，肠管损伤后引起肠管内容物及空气渗漏至腹腔

图 112-5　可以用甘氨酸（1.5%）作为膨宫介质，渗透压为 200 mOsm/L。它是一种低毒性的膨宫液，可以使尿素氮下降

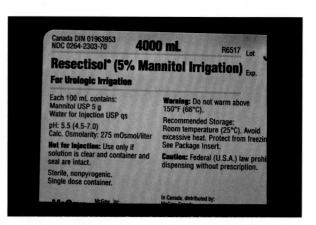

图 112-6　甘露醇（5%）是等渗液，渗透压为 275 mOsm/L。作为膨宫液，它比甘氨酸更为安全

图 112-7　这台 Hyskon 泵以二氧化碳气体做驱动，向子宫充入 Hyskon。当 Hyskon 蓄水池用尽，球囊的阀门失灵时，高压的二氧化碳气体将进入子宫

图 112-8　这种氮气驱动的低黏滞度膨宫介质泵已经退出市场。当液体膨宫介质用尽，阀门失灵时，会发生气体栓塞

图 112-9　这种专门设计的球囊（Mentor）可以置入宫腔，充入 2~5 ml 无菌蒸馏水。球囊产生的压力施于子宫壁，压迫出血的血管

（周 蓉 译　魏丽惠 校）

第十八部分

腹 腔 镜

第 113 章

腹腔镜下盆腔结构

Tommaso Falcone, Mark D. Walters

腹腔镜下的盆腔解剖景象也可以在一定程度上使外科医生迷失方向。但是对于重要解剖结构的理解成为指引。本章对绝大多数盆腔腹腔镜手术中通常能够见到的解剖学结构进行概述。

了解前腹壁解剖对腹腔镜所需要的留置穿刺器步骤非常重要。腹壁下血管解剖，以及其与放置附件接口的关系在留置穿刺器一章中叙述。髂外动脉有两个分支：腹壁下动脉和旋髂深动脉。腹壁下动脉在腹股沟韧带水平由髂外动脉分出。它延伸至圆韧带进入腹股沟管深环处，然后向前向中央，朝腹直肌方向到达腹膜。由于在这个水平缺乏筋膜，它可以很容易被看到（图 113-1）。它形成一束腹膜皱褶被称为脐外侧韧带。两个静脉经常伴随着腹壁下动脉（图 113-2）。它在肌肉后方上行，到达腹直肌后鞘前方汇入腹壁上血管。

在穿刺器穿刺或关闭穿刺口的时候，容易损伤 2 根重要的神经：髂腹下神经和髂腹股沟神经（图 113-3）。髂腹下神经起源于 L_1 并穿过腹部肌肉，它前向的皮支在距髂前上棘 2 cm 处穿过腹内斜肌。然后在腹内斜肌和腹外斜肌腱膜之间行进，直至腹股沟管浅环上方约 3 cm 穿过腹外斜肌腱膜。髂腹股沟神经也起源于 L_1，并在距髂前上棘 2 cm 处穿过腹内斜肌腱膜，在腹外斜肌和腹内斜肌腱膜之间进入腹股沟管，从腹股沟管浅环穿出。这些神经是身体同侧阴阜和大阴唇的感觉神经，其损伤可以导致感觉异常。卡压可以导致神经分布区的疼痛。在髂前上棘上方进行穿刺器穿刺时应避免这些损伤。

主动脉分叉一般约位于 L_4 水平。对于非肥胖的患者，在体表基本位于脐的水平。随着体重的增加，相对于主动脉分叉，脐的位置更朝向尾端。通常地，穿刺器或气腹针成 45°穿刺，以避免损伤主动脉。但是，在主动脉分叉以下仍可见到大血管——左侧髂总静脉，其在脐部第一穿刺口穿刺时也可以受到损伤（图 113-4 和图 113-5）。这个血管是中线上最低的大血管，约位于 L_5 水平。这个区域还包括骶前神经。骶前神经或上腹下丛不是一支神经，而是一束神经（图 113-6）。它位于主动脉和左髂总静脉前方，所以在骶骨之前。它位于腹膜后，但其覆盖的腹膜很容易被剥除。它主要包含交感神经纤维。

盆腔侧壁的解剖知识对于妇科手术的安全非常重要。子宫内膜异位症切除治疗或子宫切除术经常会涉及输尿管周围的游离。附件肿物有时粘连于盆壁，也需要游离输尿管。输尿管的解剖经常从与盆壁血管的关系上来辨别。第一张图是腹腔镜下的输尿管全景（图 113-4）。这个图片可以很容易发现跨越骨盆边缘的右侧输尿管。输尿管是一个沿着腰大肌下降的腹膜后结构。输尿管疏松地贴附于腹膜，当腹膜被向上牵引时可被腹膜带起。它在髂外动脉（有时是髂总动脉）前方跨越进入盆腔（图 113-7）。在这个水平，卵巢血管与输尿管非常接近，当卵巢血管朝向卵巢下降时跨越输尿管（图 113-8）。在附件手术中，当电凝卵巢血管时，在这个水平可以发生输尿管损伤。在输尿管进入盆腔后，它位于髂内动脉前方。在左侧由于乙状结肠及其系膜的遮挡，在骨盆边缘难以准确辨认输尿管。

输尿管从骨盆边缘在腹膜外疏松组织中下降。它位于髂内血管及其前向分支前方的区域。外侧它邻近闭孔内肌筋膜。在盆腔内卵巢血管下方切开腹膜后，可以很容易地辨认出输尿管。它常贴附于阔韧带（腹膜）的内侧叶（图 113-9）。它位于髂内动脉前向分支（主要为子宫动脉、膀胱下动脉和脐

图 113-1　穿刺器位于右侧腹壁下血管的外侧，腹壁下血管在所见到的腹膜皱褶内

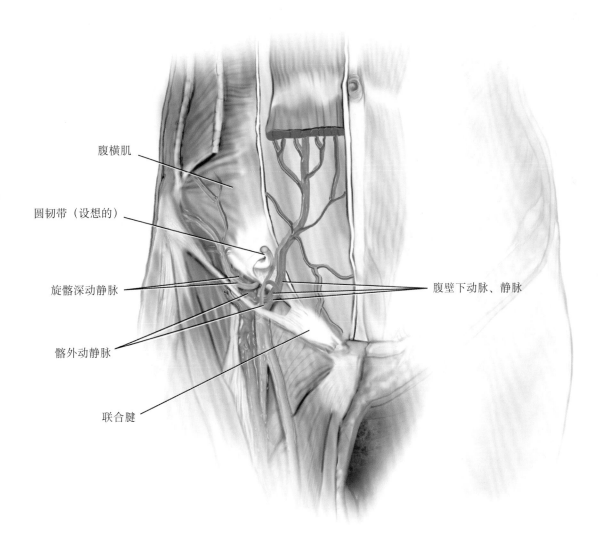

腹横肌

圆韧带（设想的）

旋髂深动静脉

髂外动静脉

联合腱

腹壁下动脉、静脉

图 113-2　右侧圆韧带已经被横断，腹壁下血管（1 支动脉和 2 支静脉）跨过圆韧带

动脉）的内侧（图 113-9 和图 113-10）。在子宫动脉跨越输尿管到达子宫之前，子宫动脉位于输尿管旁（图 113-11）。

在进行阴道脱垂和尿失禁手术时，也需要熟悉盆壁解剖。主要结构在图 113-12 中展示。这些结构包括闭孔血管、神经和 Cooper 韧带。闭孔神经和血管与髂内动脉分支的关系可以在切开盆壁组织获取盆腔淋巴结的手术过程中看到（图 113-13）。闭孔神经起源于 $L_2 \sim L_4$，在腰大肌内下降至骨盆缘，然后朝向中间位于髂内动脉及其分支旁（图 113-13）。它在闭孔肌处下降并进入闭孔，从大腿穿出。它负责大腿内侧感觉和绝大多数内收肌运动。

在盆底支持或尿失禁手术中，游离膀胱和阴道时，可以从盆腔前面看到闭孔神经和血管（图 113-14 和图 113-15）。闭孔血管是髂内动脉的前向分支。但是，许多变异的附属分支由腹壁下血管发出（图 113-12）。闭孔血管在闭孔内肌上并进入闭孔。在 Burch 手术过程中，需要将阴道旁组织缝合到 Cooper（耻骨）韧带上。附属分支经常位于此韧带处，容易受到损伤。Cooper 韧带是一个贴附于耻骨上的强壮的纤维带（图 113-15）。在肥胖患者，这个韧带旁边是髂外血管，在缝合 Cooper 韧带时，如果针偶然偏离过多，可以造成髂外血管损伤。

图 113-3　A. 腹外斜肌腱膜已经被移除，可以见到 2 根神经在右侧髂前上棘旁 2 cm 处穿出；B. 2 根神经的终末支。髂腹股沟神经从腹股沟管浅环穿出

图 113-4 盆腔和骶骨岬的全景。可以见到右侧输尿管跨越的右侧髂总血管。肠系膜下血管（空心箭头所示）位于左侧。在这两个结构中间是左侧髂总静脉

图 113-5 腹膜被从图 113-4 所示骶前间隙移除，可以很容易见到左侧髂总血管。它位于缝合到骶骨岬的 mesh 网片上方

图 113-6 骶前神经被切开，并被器械夹持。可以见到右侧髂总动脉

图 113-7 当右侧输尿管进入盆腔，可以见到它跨越右侧髂外动脉，位于右侧髂内动脉前方

图 113-8 在右侧输尿管跨越骨盆边缘，可以见到右侧卵巢血管邻近输尿管

图 113-9 左侧阔韧带（腹膜）被器械牵拉，可见到左侧输尿管与其贴附。输尿管旁是髂内动脉前向分支，向前腹壁发出脐动脉分支

图113-10　左侧输尿管被器械挡开，可以见到髂内动脉前向分支及其2个主要分支（脐动脉和子宫动脉）。左侧闭孔神经在脐动脉旁

图113-11　腹膜被取出，右侧子宫动脉在输尿管旁，并跨越输尿管进入子宫

图113-12　图片显示尿失禁手术区域内中重要的解剖

图113-13　器械挡开髂外静脉，指示闭孔神经。脐动脉在神经旁

图113-14　左侧闭孔神经进入闭孔管。可见到阴道旁间隙的缝合

图113-15　可以见到右侧Cooper韧带是很厚的一束组织。其旁边的脂肪组织中有髂外血管。神经在韧带下方

（王志启　译　王建六　校）

第 114 章

Trocar 套管针插入位置

Enrique Soto, Tommaso Falcone

正确放置穿刺套管最重要的先决条件是掌握腹壁解剖知识。患者的体位对于操作安全非常重要。患者取膀胱截石位时采用有海绵垫的腿架（Allen Medical Systems，艾顿市，马萨诸塞州），以使小腿和踝部得到支持，并可在经阴道部分手术时升起。检查腿部的压力点，上肢在体侧用床单包裹，压力点放置海绵垫。

患者麻醉后进行查体，并导尿排空膀胱。对于手术腹腔镜，留置弗雷尿管。放置举宫器。对于不孕病例，我们使用 RUMI 或 Cohen 举宫器。

有效的将二氧化碳气体充入腹膜腔，在前腹壁和腹腔器官之间形成一个空间，这对妇科腹腔镜手术任何一个操作步骤都至关重要。为了充分吹入二氧化碳气体，术者需安全进入腹腔。进入腹腔最常见的解剖部位是通过腹部。然而，有报道可以通过其他部位进入腹腔，如阴道后穹窿或经宫底入路。

在本章中，我们将介绍通过腹部进入腹腔最常见的方法，分别是从脐部和位于左上象限的 Palmer 点。

我们也回顾了放置辅助穿刺套管的一般概念。

一、插入的解剖部位

（一）脐

通常，进入腹腔首选脐，原因多种多样：①脐部从皮肤到腹腔经过的组织是最少的（只有皮肤及融合的筋膜层，而无皮下脂肪组织）；②腹中线缺乏大的血管和神经，因此减少了浅表血管及神经损伤的风险；③由于它的中心位置及与骨盆的距离，这是大部分妇科手术放置摄像头的理想位置（巨大盆腔肿物及巨大子宫除外）；④术后美观。

对于非超重人群、超重人群及肥胖人群，脐和主动脉分叉的平均距离分别是 $(0.1 \pm 1.2)\,cm$、$(0.7 \pm 1.5)\,cm$、$(1.2 \pm 1.5)\,cm$，所以从脐部置入第一穿刺套管或气腹针时应格外小心。

（二）左上象限（Palmer 点）

Palmer 点位于左锁骨中线与左肋缘下 3cm 交界处（图 114-1）。当从脐置入第一穿刺套管不可行时，通常选择 Palmer 点作为替代（见后文）。Palmer 点作为穿刺点禁忌证较少，包括已知的肝大或脾大，这些情况会使这个方法风险加大。

因为胃是距离 Palmer 点最近的器官，必须在胃减压后才可以在 Palmer 点置入第一穿刺套管。距离第二近的器官是肝左叶。由于 Palmer 点和主动脉的垂直于皮肤距离是 $(11.3 \pm .02)\,cm$，45°（尾部）距离是 $(16.6 \pm .02)\,cm$，所以当选用 Palmer 点时，第一穿刺针套管或气腹针应以 45°（尾部）穿刺。

（三）其他部位

也可以选用其他部位进入腹腔，包括：第 9 或第 10 肋间隙、下腹部、阴道后穹窿和子宫（通过子宫底）。当其他部位充气失败时，可以考虑选用这些穿刺点。然而，脐和 Palmer 点使用较为普遍，较少用到其他的部位。

二、选择合适的解剖部位穿刺

脐是进入腹腔的首选。以下情况推荐使用 Palmer 点作为第一穿刺套管的穿刺部位，患者合并有：

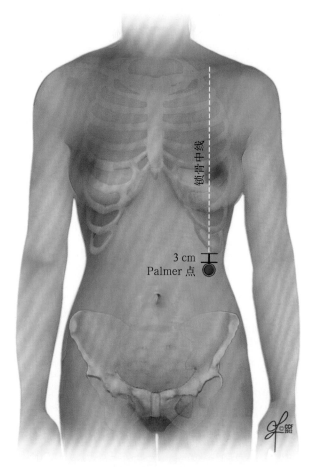

图 114-1　Palmer 点位于左锁骨中线与左肋缘下 3 cm 交界处

1. 垂直的开腹切口。

2. 脐疝（或脐疝修补史，尤其是在脐水平有过合成 mesh 补片或伤口裂开）。

3. 已知的脐周粘连（在之前腹腔镜或开腹手术处，即使此时已经进行了粘连的松解）。

4. 怀疑有严重的盆腔-腹腔粘连（如阑尾穿孔病史、盆腔炎病史、Ⅲ／Ⅳ期子宫内膜异位症史）。

5. 多次腹部手术史。

6. 腹直肌肌皮瓣移植史（如当用于乳房重建）。

7. 妊娠期间腹腔镜检查（当妊娠子宫位于或超过脐水平）。

8. 病态肥胖者使用腹腔镜。

9. 脐部充气失败。

在套管针置入之前，在脐水平行腹部超声有助于明确在脐周是否有肠粘连。有一些方法被报道使用，如内脏滑动试验或脐周超声引导下注入生理盐水。

要考虑到粘连可能位于现有垂直皮肤切口的头侧，这一点非常重要。对于有过垂直切口的患者（尤其是皮肤切口边缘距脐＜2 cm），我们选择 Palmer 点进入腹腔。

三、第一穿刺进入腹膜腔的一般原则

如前所述，安全置入第一穿刺套管的第一步是术者确认所有妇科腹腔镜手术的步骤已经准备就绪。患者在手术台上摆好正确的体位。放置第一穿刺套管时，应确保患者是仰卧位，而非头低足高位，因为头低足高位会缩短脐与大血管之间的距离。

一般来讲，第一穿刺口应使用可用的最小尺寸的仪器（气腹针或套管）（图 114-2）。提起前腹壁，插入第一穿刺套管有一定困难。在脐水平使用布巾钳可能对提起前腹壁有所帮助。布巾钳必须要钳夹到筋膜而不只是脂肪层。

当在进入腹腔的位点注射布比卡因后（脐或 Palmer 点），根据使用穿刺套管的大小切开皮肤。关键点是第一穿刺套管插入的角度。而选取角度的主要决定因素是患者的体质指数。对于病态肥胖的患者，应该选取左上象限。

对于非肥胖患者，第一穿刺套管或气腹针应以45°插入。对于超重患者，应将角度增加至60°较为安全。对这些患者，也可以选用开放式腹腔镜技术（Hasson）或从左上象限进入。

建议在放置穿刺套管时提起前腹壁。采用这种方法时，不论有没有助手，术者向皮肤切口的另一侧提起前腹壁，增加皮肤和主要腹膜后大血管之间的距离。这可以通过直接用手抓住并提起皮肤和前腹壁，或是在切口的两侧使用布巾钳辅助牵拉来实现（图 114-2）。值得一提的是，并无研究表明放置穿刺套管时提起前腹壁，会减少内脏或血管损伤的风险。

四、穿刺方法

以下描述了腹腔镜入路的四种方法：①直接套管穿刺；②光纤接入穿刺套管（直接套管穿刺的衍生技术）；③气腹针穿刺；④开放式腹腔镜（Hasson）。以上 4 种方法在合适的情况下可以选择脐或 Palmer 点穿刺。

（一）直接套管穿刺

这种穿刺方法不需提前充入二氧化碳气体，术者不可视情况下直接将第一穿刺套管穿刺置于腹部。根据使用第一穿刺套管的大小，在解剖位点切开皮肤（脐或 Palmer 点）。然后，旋转套管针做半圆形转动，根据患者的体质指数以合适的角度，控制套管的插入（见前文）（图 114-3）。

用摄像机直接观察腹腔内器官，以确保套管位于腹腔内。然后连接二氧化碳气体充气。与气腹针穿刺相比，这种技术较少使腹膜外充气，但仍有发生，因为术者可能将大面积的皮下脂肪层混淆为网膜。

用力方向

提起腹壁

穿刺方向

主动脉

图 114-2　气腹针穿刺应提起前腹壁。在中线呈 45°

用力方向

提起腹壁

穿刺方向

主动脉

图 114-3　第一穿刺套管针穿刺时提起腹壁。另一只手在中线上呈 45° 穿刺套管

（二）光纤接入穿刺套管

光纤接入穿刺套管与前文描述的直接套管穿刺类似。然而这种技术的优势是，手术医生可以看到套管穿过不同的解剖层面。这种方法很少使腹膜外充气。尽管此方法将手术过程实时可视化，并且穿刺需要较少的力量，但并没有证据显示此方法与其他方法相比，可以减少血管和内脏损伤的发生。

（三）气腹针穿刺

气腹针内部装有弹簧，专门用于腹腔镜手术的入路。气腹针有一尖锐的切割端，一旦尖端的压力被释放，切割端会被弹回并由钝头所取代（如进入筋膜和腹膜后）。

气腹针与二氧化碳充气机相连，以确定其末端的压力（称为气腹压力）。进入腹腔时，术者切开皮肤，并且将气腹针以合适的角度小心插入腹膜（见前文）；在此过程中，会有两个明显的突破感。

前文已经描述了许多腹腔内放置气腹针的安全检查（如自由落下的盐水或通过气腹针注射）。然而，气腹针位于腹腔内最可靠的征象是置入时最初的压力 ≤ 10 mmHg。其他的检查提供的信息有限，因此很少被用到。

置入气腹针后，左右移动气腹针不是一个可靠的检查方法，应该避免这种操作，因为这样会损伤腹腔结构，或加剧气腹针对血管或肠管造成的损伤。

确定气腹针置于腹腔内之后，连接二氧化碳气体充气。当充足的气腹建立后（所需的二氧化碳量不同，但肝区叩诊出现鼓音时通常表明气体量足够），移出气腹针，按照之前描述的方法置入第一穿刺套管。最后使用腹腔镜摄像机，直视下确定套管针放置在合适的位置。

（四）开放式腹腔镜（Hasson）

开放式腹腔镜技术需要切一深达腹腔的小口（本质上是小型的开腹手术），在此置入 Hasson 套管。Hasson 套管是一种特殊的钝头套管，其锥形套管可留置缝线，以及尺寸可调的套管。

在脐部皮肤上切一小口（大小应能够切开筋膜），用牵开器和 Bovie 或 Metzenbaum 剪刀切开皮下脂肪组织，直至暴露筋膜。沿中线切开筋膜，筋膜切口的两侧均留置缝线。用两个止血钳钳夹腹膜，用 Metzenbaum 剪刀锐性进入（确定肠管不在此区域）。将 Hasson 套管和钝性套管芯通过腹膜切口小心置入，用在筋膜切口一侧留置的缝线固定（将切口在锥形套管上闭合）（图 114-4 和图 114-5）。然后充入二氧化碳气体，放置腹腔镜摄像头观察腹部情况。最后，将筋膜处的固定缝线打结，重新对合这层组织。

五、选择一种进入腹腔的方法

妇科腹腔镜手术可以采用上述进入腹腔的 4 种方法。最近，一项涵盖 28 个随机对照试验的 Cochrane 研究报道，没有证据表明任何一种方法可以预防大血管或内脏并发症。

七项随机临床试验（$n=2940$）的荟萃分析显示，对于腹腔镜手术入路直接套管穿刺与气腹针穿刺相

图 114-4 开放腹腔镜技术：皮肤和脂肪用小 S 形拉钩牵引。切开筋膜，两角留置缝线

图 114-5 切开腹膜，进入腹腔。放置钝头穿刺套管。缝线绕在穿刺套管特殊的凹槽内

比较，气腹针引起轻微并发症的风险较高，而且穿刺困难。这些统计学上的显著差异还包括：前腹膜和大网膜的损伤，以及多次插入（多于 2 次），以及进入失败。两组之间主要并发症的发生率相似。

尽管妇科腹腔镜医生应当熟悉进入腹腔的各种方法，但每个医生应该有自己倾向的方法。至少精通一种方法，可以在出现问题时有更好的解决能力。先前的训练和经验将有助于医生选择最为合适的入路。

六、并发症（见第 121 章）

据报道，腹腔镜手术并发症的总体发生率是 8.9%，其中大部分都是轻微的并发症（如皮下积液）。腹腔将手术中出现诸如血管或内脏损伤这种大的并发症较为少见，但应引起特别的关注。

（一）血管损伤

据报道，在第一穿刺过程中大血管损伤的发生率约为 0.9‰。许多腹腔镜入路的方法和仪器都是在尝试减少腹腔镜手术严重并发症的过程中应运而生。然而，即使是现在，也没有一种单独的仪器被证实能够减少这些损伤的发生率。

根据损伤的大小和部位，损伤的血管，造成损伤的器械不同，大血管结构破坏所造成的临床表现也不同。急性腹腔内出血伴有低血容量引起的低血压和心动过速，见于明显的大血管损伤；其他损伤可以出现腹膜后血肿的扩大，出现的症状和体征比较轻微。

鉴于此类损伤的紧急性和严重性，必须立即处理。要求同时进行 3 项紧急处理措施，①维持患者的体征平稳；②压迫静脉损伤处；③由血管外科进行血管修复或建立侧支循环。维持患者体征平稳的措施包括静脉液体复苏和输注血制品维持血管内稳态。最好通过腹壁纵切口开腹并用手按压出血点，直到手术。

（二）内脏损伤

据报道，每有 1000 台腹腔镜操作就有 1.8 例内脏损伤。如前所述，腹腔镜任何一种入路都不能降低肠损伤的风险。

一旦怀疑有内脏损伤时，应当由肠外科专家彻底检查肠管（从 Treitz 韧带到乙状结肠），以发现任何一处损伤。如果在插入套管时肠损伤明显，则应留在原处，只能由肠外科专家移除，过早移除套管会延误损伤部位的识别和修补。

根据肠管损伤部位、大小、损伤数目、周围组织活力不同，选择的治疗方法也不同。所有的内脏损伤都应立即做相应处理。治疗方法包括：对于小的损伤可以观察、腹腔镜 8 字缝合，或者是部分肠管切除，不论是否通过剖腹切口留置造口。

套管在 8 mm 以上时，脐疝的风险增加。大多数现代 5 mm 腹腔镜可提供足够的可见度和照明。然而，机器人摄像机是 12 mm，因此需要更大的套管。

肠管损伤高风险的患者，如已知的盆腔粘连疾病，应告知术中可能难以避免损伤肠管，可能需要切除肠管。这一点应记录在术前的知情同意书中。

七、辅助套管插入

器械需要由辅助套管置入。应当选尺寸尽可能的小，通常是 5 mm。然而，当插入粉碎器或机器人套管时，需要更大的入口。插入套管的基本概念始终是可视化的概念之一。必须要在直视下控制套管的插入。

插入套管的位置通常是下腹部。然而，机器人手术时位置略有升高。通常选用从髂前上棘（ASIS）到脐以下的区域。可以选用耻骨上套管，但在手术时间较长时，在人体工程学上更具挑战性。有剖宫产史的患者膀胱在腹部的位置较高，慎用耻骨上入路。

通常选用下象限插入套管。要避免损伤最重要的结构是腹壁血管和前腹壁的神经，具体是指髂腹股沟神经和髂腹下神经。一些血管可以在直视下避免损伤。一定要考虑到深部血管不能被透光试验见到，只可以看到浅表的上腹血管。神经位于下腹部髂前上棘（ASIS）之下，内外斜行腱膜之间。因此，套管通常放置在下腹部髂前上棘（ASIS）之上，腹直肌侧方（图 114-6）。如果还需要套管，应放置于腹直肌外侧脐水平。

在腹腔镜直视下可以看到腹壁下血管，位于圆韧带进入腹股沟管深环处内侧。在肥胖患者可能无法看到，但是可以在圆韧带上施加压力以明确。套管应放置在此点之外。

八、结论

毫无疑问，腹腔镜操作最重要的一步是进入腹腔。进入腹腔的第一步有许多方法和可用的器械。

目前的证据并未表明，某种特定的技术或器械有优势。气腹针的使用使轻微并发症（前腹膜和大网膜损伤）的风险增高，且进入腹腔较为困难（多次插入的和入路失败的风险增高）。每一个妇科腹腔镜医生都应该根据训练和经验，选择自己更倾向的入路。

图 114-6　套管通常放置在下腹部腹直肌外侧髂前上棘之上（阴影区域）

（王靖元　译　王志启　王建六　校）

第 115 章

诊断性腹腔镜探查

Tommaso Falcone, Mark D. Walters

一、标准的诊断性腹腔镜

所有的镜下操作的开始应该是诊断性腹腔镜，因此应该对腹腔进行系统的评价。在腹腔镜处理附件肿物之前也特别重要。

一般地，一位右利的外科医生应该站在患者的左侧（图 115-1），助手站在右侧，器械护士或技术员站在患者两腿之间。放置好第一个穿刺套管之后，患者取头低足高位，观察腹腔来证实没有腹腔镜手术的禁忌。如果腹膜表面有赘生物或者附件肿物外观可疑恶性，应该进行开腹手术。如果存在难以准确暴露和控制的活动出血，也应该进行开腹手术。

在没有辅助穿刺口的情况下，很难进行全面的诊断性评价。对于大多数诊断性盆腔操作而言，再采取耻骨上穿刺口就足够了。建议的评价顺序如下：

- 盆腔全景观察（图 115-2）。
- 盲肠、阑尾和升结肠（图 115-3）。
- 肝、胆囊和右侧横膈（图 115-4）。
- 横结肠、网膜、小肠和腹膜表面（图 115-5）。
- 胃、左侧横膈、降结肠和脾（图 115-6）。
- 乙状结肠和直肠（图 115-7）。

脾经常难以见到，除非是较瘦的患者或牵拉网膜后。

获得了盆腔器官的详细外观后。应该使用探针抬起卵巢，从而观察卵巢窝外观（图 115-8）。

二、显微腹腔镜

手术向更加微创方向发展，促进了规格更小器械的技术。显微腹腔镜是指这种技术一定程度上的应用；其最广泛应用于不孕症和慢性盆腔痛。这些操作可以在局部麻醉或镇静情况下实施。

这种操作使用的器械直径为 1.3~4mm。这些小腹腔镜的诊断准确率评价不一。5mm 的腹腔镜被认为可以提供最好的图像。如果这种操作在诊室进行，必须要有局麻药物和镇静药的全面知识。我们目前在手术室进行这项操作，由麻醉医生给予镇静药物。操作中患者全程清醒。需要以下步骤：

- 术前 2 小时，在患者脐部和耻骨上区域应用局部麻醉乳剂（如 EMLA 乳剂）。
- 患者进入术间之前排空膀胱。
- 开放静脉通路。
- 将患者带入操作间 / 手术间。灯光较暗。
- 患者腹部和阴道常规准备及铺巾。
- 进行宫颈旁阻滞，放置举宫器。
- 脐部区域浸润局部麻醉。
- 提起腹壁，第一穿刺套管插入（图 115-9）。
- 充气以获得足够的视野。二氧化碳充气至压力 15 mmHg 以下，并间歇开放和关闭，来建立和维持合适的视野（图 115-10）。

麻醉医生

麻醉设备

助手

术者

监视器和
设备架 1 号

监视器和
设备架 2 号

护士

腹腔镜器械台

经阴道手术／膀胱镜器械台

图 115-1　诊断性腹腔镜的布局安排

图 115-2 盆腔全景

图 115-3 盲肠、阑尾（箭头）和升结肠

图 115-4 肝、胆囊和右侧横膈

图 115-5 横结肠、网膜、小肠及腹膜

图 115-6 胃、左侧横膈和降结肠；除非是较瘦的患者或牵拉网膜后，一般脾经常难以见到。这名患者可以见到脾尖

图 115-7 无损伤钳抓住乙状结肠周围的脂肪

图 115-8　应该使用探针抬起卵巢，从而观察卵巢窝外观。可以见到腹膜上的子宫内膜异位病灶，输卵管处可见输卵管旁囊肿。可以见到腹膜下的输尿管

图 115-9　腹壁被提起，置入 2 mm 的套管

图 115-10　从 2 mm 腹腔镜观察盆腔

（王志启　译　王建六　校）

第116章

腹腔镜下全子宫切除术

Chad M. Michener, Tommaso Falcone

腹腔镜下全子宫切除（LH）在 20 年前作为开腹全子宫切除的一种替代手术方式引进。对于经阴道子宫切除禁忌时，LH 是开腹子宫切除安全的替代手术。在克利夫兰医学中心 LAVH（腹腔镜辅助下阴式全子宫切除）与开腹全子宫切除的前瞻随机临床试验中，LAVH 显示出更轻的术后疼痛、更短的住院时间，并且与开腹手术相比，能够更早地恢复正常工作和生活。

腹腔镜下全子宫切除有很多分类。腹腔镜下切断子宫动脉是区分腹腔镜手术和腹腔镜辅助手术的最关键步骤。实际上这种划分是武断的。实际上，腹腔镜手术过程持续到术者认为剩余的操作可以完全经由阴道完成。腹腔镜下切断子宫动脉并不意味着是更困难的手术或需要更多的技术。经常这个名称是转达给术间的成员，表示这名患者是否需要准备经阴道手术器械台。

我们不应用口服抗生素或术前肠道准备。患者在术前给予单一剂量静脉抗生素，经常是头孢菌素。小腿应用充气加压袜。如果可疑胃扩张，留置胃管。麻醉下查体，并留置弗雷尿管。

LH 有两种基本的方法：多孔腹腔镜和单孔腹腔镜。多孔腹腔镜技术：脐穿刺孔为 5 mm，两侧下腹穿刺孔均为 5 mm。有时在腹直肌外侧平脐处插入第 4 根套管。当穿刺设备需要较大的穿刺口时（如取物袋或粉碎器），下腹穿刺孔之一或脐孔可以为 10 mm。我们常用 50 万电切功率的一次性双极组织切割器。但也可以使用超声能量器械。

举宫器非常重要。Koh 举宫器对于腹腔镜下全子宫切除很有用。其质硬的锥体可以装在 RUMI 举宫器上，紧贴宫颈。它显示出腹腔镜下需要切开的阴道穹窿的形态。这个器械还有一个球可以阻止二氧化碳气体从阴道排出。经阴道器械台应包括阴道壁拉钩和长器械。在手术最后进行膀胱镜检查。膀胱应充盈，以检查损伤。靛蓝胭脂红也可以用于证实输尿管的完整性。

LH 技术如下：电凝后切断圆韧带（图 116-1）。子宫向相反方向牵拉。从圆韧带向头侧切开，打开后腹膜间隙到卵巢血管（图 116-2），并向尾侧切开膀胱腹膜。可以见到并继续观察输尿管。腹膜开窗（图 116-3）。钳夹卵巢血管并电凝（图 116-4）。向下切开膀胱腹膜直至发现阴道（图 116-5 和图 116-6）。发现子宫动脉并电凝（图 116-7~图 116-9）。在对侧重复相同操作过程。卵圆钳放置于阴道前穹窿，将阴道向上顶（图 116-10）。环形切开阴道（图 116-11）。从阴道取出子宫，必要时粉碎。取出子宫后，二氧化碳可以经阴道漏出。如果使用 Koh 举宫器，球可以阻止二氧化碳漏出。否则应填塞阴道。以 0 号薇乔线 CT-1 针缝合阴道断端（图 116-12）。间断缝合 3~4 针并体外打结。一般进行 McCall 穹窿成形。

患者常在 24 小时内排尿。一些患者在术后 1 周之内恢复正常工作，但是恢复期因人而异。

如果进行次全子宫切除，标本需要粉碎（图 116-13）。粉碎装置需要 10/12 mm 穿刺孔。宫颈残端被关闭，膀胱腹膜缝合盖于其上（图 116-14）。

图 116-1　抓持圆韧带，电凝后切断

图 116-2　打开后腹膜间隙，发现输尿管（箭头）

图 116-3　在阔韧带内侧叶，输尿管上方开窗

图 116-4　抓持卵巢血管并电凝

图 116-5　膀胱腹膜可以用超声能量器械向下切开

图 116-6　膀胱腹膜可以用电手术剪刀向下切开

图 116-7　在子宫侧面辨认子宫动脉，电凝后切断

图 116-8　可以见到切断的子宫动脉

图 116-9　使用双极电凝完成对侧操作

图 116-10　阴道内海绵棒向上举起阴道

图 116-11　切开阴道。本例中使用超声能量。注意：宫颈处腹腔镜把持钩移动标本。注意：阴道内海绵组织二氧化碳漏出

图 116-12　以 0 号薇乔线 CT-1 针缝合阴道断端。注意：阴道内海绵组织二氧化碳漏出

图 116-13 通过 10/12 mm 穿刺孔放置粉碎器。子宫被粉碎并分次取出

图 116-14 宫颈残端被关闭，膀胱腹膜与宫颈后方腹膜缝合。体外打结使用了推结器

单孔腹腔镜全子宫切除术

腹腔镜下全子宫切除术已经从标准的腹腔镜方法转变为多孔腹腔镜技术与机器人技术相结合，现在不论是使用传统的腹腔镜设备还是机器人技术平台，都可以通过单一的脐孔操作。据报道，与传统腹腔镜相比，单孔（单切口）腹腔镜（SPL/SILS）有更好的美容效果，麻醉药用量减少。然而，与多孔腹腔镜相比，单孔腹腔镜最大的优势是切口的多变性。根据肿块或子宫的大小，可以从不同的部位切开，如果需要摘除大的子宫或不宜粉碎的肿块，也比侧向切口容易扩大，获得更多的空间。在肿瘤手术中，如果考虑患者有早期附件恶性肿瘤或组织学检查怀疑高危的子宫内膜癌且可能出现腹膜病变时，与行标准腹腔镜单纯视觉探查以及剖腹大切口的腹腔内全面探查相比，单孔腹腔镜可以使切口扩到能通过术者的手，从而触摸探查腹腔和腹膜后的器官，成为一种合理的可选方法。

对擅长传统腹腔镜下子宫切除术的医生来说，SPL 子宫切除的学习并不困难。当器械和腹腔镜通过单孔插入时，会出现器械拥挤和直线视野的问题，器械生产商已经制造出许多有关节连动杆的器械来克服上述问题。我们认为尖端可弯曲腹腔镜是 SPL 最有效的器械（图 116-15），摄像头可以从器械路径中移出，提供各个方向的视野，如俯瞰大的子宫肌瘤、观察主韧带，或是对后壁肌瘤患者从骶前向上看行阴道后壁切开术。尽管现在已经有关节连动杆的器械，但大部分 SPL 可以在直杆器械下完成操作，包括宫颈癌和子宫内膜癌的根治性子宫切除术。将组织抓钳的手柄朝天花板方向旋转（图 116-16A），术者可以最大程度地避免器械的碰撞，而且可以广泛分离盆腔结构。SPL 最难掌握的可能就是缝合了。然而可以用 Endo Stich 自动缝合器缝合阴道断端，无须标准腹腔镜的横向缝合。也可经阴道缝合阴道，一些研究证实与腹腔镜下和机器人子宫全切镜下缝合相比，经阴道缝合阴道断端可以降低断端裂开的发生率。

图 116-15　单孔腹腔镜全子宫切除术的切口和穿刺孔。在 3 点钟和 9 点钟的方向牵拉脐，经脐切开皮肤 1.5~2 cm（A）。用 Allis 钳牵拉脐根部使脐翻转（B）。切开筋膜。用 S 形拉钩显露筋膜（C），并用 Mayo 剪延长切口。止血钳提起腹膜（D），剪刀进入腹腔。S 形拉钩置于腹腔，提起腹壁远离肠管。用 Bovie 刀将切口延长至 2 cm（E）

图 116-15 续　折叠切口保护器的环并置于腹腔内（F）。
把末端向里卷（G），手指在腹腔内触摸环的边缘，确保腹
腔内环下没有结构。通过凝胶盖帽插入套管针（H），盖帽
固定在环上（I）。Endoeye Flex 5 mm 可弯曲腹腔镜（J）

髂血管

输尿管

图 116-16　单孔腹腔镜下子宫切除术步骤。右利手术者位于患者左侧，手的位置如图，此图为站在患者头侧所拍（A）。术者左手持抓钳，其手柄沿着下方的套管移动。从左上套管置入血管缝合器，助手在右上套管置入柔性尖端腹腔镜。首先，烧灼并横切左侧圆韧带，切开阔韧带暴露髂血管和输尿管（箭头）（B）。横切阔韧带内侧叶，烧灼横切左侧骨盆漏斗韧带（C）。血管闭合器连续切开膀胱反折腹膜（D），并在宫颈口上的举宫器穹窿杯处轻度分离。左侧子宫动脉被烧灼并横切（E）

图 116-16 续　沿着主韧带连续切开（F，右侧）直至血管束位于宫颈穹窿杯的外侧。一旦两个血管缝合端都位于宫颈穹窿杯的外侧，在需要的情况下，可以进一步分离膀胱，行阴道切开术。从阴道后方用单极钩切开（G）于前方完成（H）。经阴移除子宫，经阴或腹腔镜下缝合阴道残端。冲洗盆腔，检查缝合残端的出血情况（I）。1-0 可吸收缝线间断 8 字缝合筋膜，用 4-0 可吸收缝线缝合皮肤（J）。对于脐部较深的患者，分别进行两次缝合较为容易，一次从脐根部缝合至表面，第二次从脐根部至切口下。术后护理同腹腔镜和机器人全子宫切除术，大部分患者在术后 24 小时内出院

（王靖元　译　王志启　王建六　校）

第117章

腹腔镜下附件手术

Tommaso Falcone, Mark D. Walters

一、卵巢囊肿切除

卵巢囊肿切除是术前评估为良性的卵巢囊肿保守手术的治疗方式。单纯囊液抽吸具有较高的复发率,并且囊液细胞学结果不可靠。经阴道超声被用于评价卵巢囊肿。超声对病理诊断提示为高危的信息,如囊实性肿物或腹水,是腹腔镜手术的禁忌,除非考虑为皮样囊肿或子宫内膜异位症。术前 CA125 水平对绝经后妇女囊肿性质评价有帮助,但对于绝经前妇女没有帮助。Doppler 血流评估也是这样。MRI 对于良、恶性鉴别没有帮助。

应该尝试在完整的情况下切除囊肿。研究发现腹腔镜与开腹手术囊肿破裂率相同。皮样囊肿破裂后,如充分冲洗,并不增加任何短期并发症的发生概率。I 期卵巢癌术中破裂看来并不影响患者预后。

患者应同意在发现为癌时,行开腹手术。小腿穿充气压力袜,如果可疑胃扩张需留置胃管。麻醉下对患者进行查体,并留置弗雷尿管。

进行卵巢囊肿切除,采用标准的 3 种穿刺孔技术。参照第 115 章进行全面的腹腔评价。应该取腹水进行细胞学检查。如果没有赘生物或恶性肿瘤的腹膜表现,术者可以开始卵巢囊肿切除。

电凝卵巢皮质,并行切口(图 117-1)。鼠齿钳抓持皮质边缘,分离囊肿。可以使用吸引器从卵巢皮质钝性分离囊肿(图 117-2)。囊肿从卵巢剥离(图 117-3),并放置到膀胱子宫陷凹(图 117-4)。任何的血管出血口可以用双极电凝来止血。当准备从腹腔取出囊肿时,将其放入标本袋(图 117-5)。标本袋被提至皮口,囊肿在其内减压(图 117-6)。然后将囊肿剪碎后取出标本袋。卵巢皮质不需常规缝合,但是存在较深缺损时可以简单缝合。

二、输卵管卵巢切除术

输卵管卵巢切除术是围绝经期和绝经后妇女卵巢囊肿的治疗选择,因为该术式可以从最大程度上降低囊肿破裂概率。输卵管卵巢切除的术前和术中准备与卵巢囊肿切除相同。建议采取腹膜后途径。

输卵管卵巢切除的技术如下。在卵巢血管旁剪开腹膜,暴露腹膜后间隙(图 117-7)。钝性分离,辨认贴附于阔韧带内侧叶的输尿管(图 117-8)。在输尿管上方的阔韧带开窗。电凝和切断卵巢血管(图 117-9)。在进行任何的电凝之前常需辨认输尿管(图 117-10)。电凝并切断子宫卵巢韧带(图 117-11)。标本放入标本袋内。切除后可以清晰地看到腹膜后间隙的解剖(图 117-12)。

三、异位妊娠

前瞻性随机临床试验已经显示出,异位妊娠治疗中腹腔镜相比开腹手术的优势。输卵管破裂会使挽救输卵管的手术变得更加困难;但是,没有术前可以预测输卵管破裂的指标,因此,术者应准备恰当的处理方式。

使用稀释的血管加压素可以帮助止血,减少对电凝的需求;但是,不能用于高血压患者。壶腹部异位妊娠可以进行输卵管造口术。不需要缝合输卵管。输卵管峡部妊娠经常进行部分输卵管切除和吻合术。如果输卵管破坏难以修复,或患者既往同侧输卵管手术史或异位妊娠病史,或不需要保留生育能力,可以进行全部或部分输卵管切除。

输卵管切除的技术如下:使用标准的三孔腹腔镜技术。如果腹腔有大量积血,应采用大的穿刺孔

图 117-1　卵巢皮质电凝后切开

图 117-2　使用吸引器在卵巢皮质和囊肿之间获得分离面

图 117-3　用牵拉和反向牵引方法从卵巢剥离囊肿

图 117-4　囊肿放在膀胱子宫陷凹，从而可以检查卵巢出血

图 117-5　取出之前，囊肿放入标本袋

图 117-6　标本袋提至穿刺孔。标本袋的主体仍在腹腔内。在袋内剪破囊肿，吸引内容物，固体成分分次取出

（10 mm），以便插入 10 mm 吸引器管进行吸引。

　　如果异位妊娠未破裂，稀释的血管加压素（10 U 稀释到 100 ml 生理盐水）注射到包块（也就是要切开部位）下方输卵管系膜的浆膜下（图 117-13）。电凝系膜对侧的浆膜。输卵管壁用剪刀切开（图 117-14）。应用水分离有利于移除妊娠产物（图 117-15）。冲洗妊娠部位并观察出血。双极电凝止血。标本通过 10 mm 穿刺孔（经常为脐）取出，以 5 mm 腹腔镜从下腹穿刺孔进行观察。

　　对于输卵管切除，使用标准的三孔腹腔镜技术。进行粘连松解，游离输卵管。电凝后切断输卵管近端（图 117-16 和图 117-17）。贴近输卵管逐渐电凝并切断输卵管系膜，以避免损伤卵巢的血液供应（图 117-18A 和 B）。标本从 10 mm 穿刺孔取出。

　　随访每周测定血清人绒毛膜促性腺激素（hGC）水平，直至将至实验室阈值以下。Rh 阴性患者应接受抗 Rh 免疫球蛋白。

四、输卵管结扎

　　输卵管结扎可以使用电凝或 Silastic、Hulka和 Filshie 夹。在进行结扎之前，可以通过输卵管伞端进行辨认。

　　输卵管电凝技术。从与子宫连接处开始以 40 W 电切功率电凝输卵管 2 cm 长。2～3 个电凝区域被电凝（图 117-19）。

　　输卵管套扎技术。钳夹距子宫 2 cm 处输卵管，输卵管进入套内，带子套住输卵管袢（图 117-20）。囚输卵管被夹持，需要向前推送，否则输卵管会被横断。在手术的最后，需要检查输卵管袢，以确保两输卵管腔远端结扎的带子。

　　输卵管夹闭技术。用安装好钛夹的钛夹钳夹距子宫 2 cm 处的输卵管（图 117-21），一旦确认整个输卵管被夹持，用力钳夹释放钛夹。每个输卵管一个钛夹就足够了。

图 117-7　圆韧带头侧、卵巢血管旁的腹膜被抓持切开

图 117-8　分离腹膜后间隙，辨认输尿管

图 117-9　双极电凝钳电凝卵巢血管

图 117-10　手术过程中经常可以见到输尿管（箭头）

图 117-11　子宫卵巢韧带被电凝

图 117-12　清晰地看到输尿管（黑色箭头）。髂内动脉发出脐动脉分支（白色箭头），并可见子宫动脉。在穿过输尿管之前，子宫动脉平行于输尿管

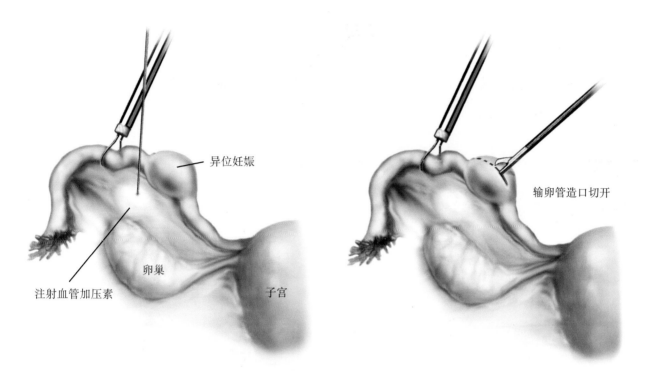

图 117-13 输卵管系膜注射稀释的血管加压素

图 117-14 剪刀切开

图 117-15 冲洗器插入异位妊娠部位，使用水分离，妊娠组织通过切口取出

图 117-16　异位妊娠扩张的输卵管

图 117-17　电凝输卵管近端

图 117-18　A 和 B. 逐渐电凝并切断输卵管系膜

五、输卵管成形

美国生育协会分类中到重度输卵管疾病常应选择体外受精，而不是手术治疗。适合进行输卵管手术的不孕症患者应该在输卵管造影时或术中进行评价。应有以下标准：

- 轻度扩张，管壁薄的输卵管积水。
- 很轻的输卵管周围粘连。
- 黏膜皱襞正常保留。

当存在伞端闭锁，即输卵管远端收缩，可采取输卵管伞端成形术。可以从输卵管远端腔中挤压出一丛伞端。如果输卵管远端完全堵塞，应进行输卵管伞端切开。

应该使用不带能量的剪刀。应使用双极及微双极电凝钳。

输卵管伞端切开技术如下：首先分解粘连。用牵引和反向牵拉方法分出组织界线（图 117-22）。输卵管通液可以扩张远端输卵管。远端注射血管加压素。这可以减少电凝的使用。输卵管以剪刀打开（图 117-23）。进行十字形切开。4-0 或 5-0 可吸收缝线使边缘外翻。缝线由内向外穿过黏膜，然后再穿过远端浆膜（图 117-24）。体内打结。通常 2~3 针就足够了。

图 117-19 双极电凝钳钳夹输卵管，连续电凝 2~3 段

图 117-20 套扎一段输卵管

图 117-21 夹整个输卵管

图 117-22 用精细剪刀分离粘连，利用牵引和反向牵拉方法

图 117-23 输卵管用液体扩张，注射血管加压素，用剪刀进行十字切开

图 117-24 从腔内向外缝合穿过浆膜；然后针穿过几毫米以外的输卵管浆膜

（王志启 译 王建六 校）

第118章

腹腔镜手术治疗压力性尿失禁（阴道悬吊术）

Mark D. Walters

腹腔镜 Burch 阴道悬吊术是压力性尿失禁的一种手术治疗方式。当术者或患者不希望用移植物或吊带治疗时，这种方法尤其有效。尽管还没有长期随访的研究，在大多数研究中，阴道无张力尿道中段悬吊带术（TVT）与开放 Burch 阴道悬吊术的治愈率相似。许多关于腹腔镜 Burch 阴道悬吊术文献的综述已经发表。

腹腔镜 Burch 阴道悬吊术可以从腹膜外或腹膜内途径来完成。经腹腔内途径进行的 Burch 阴道悬吊术可以从经脐部 5 mm 穿刺器放置腹腔镜开始，然后对腹腔进行充气。检查腹腔，观察腹部下血管、腹盆腔器官和任何的腹盆腔病变。直视下置入两个辅助性穿刺器（5 mm 和 5/12 mm），两侧下腹各 1 个。

膀胱注入 200～300 ml 灭菌用水或生理盐水。探针向上压迫膀胱底，可以很容易地定位膀胱上边界（图 118-1）。在膀胱反折上 2 cm 脐正中韧带间，使用电刀或超声刀锐性切开横切口（图 118-2）。朝向耻骨联合后侧 / 浅层钝锐性分离，减少膀胱损伤概率。辨认切口的结缔组织，证实正确的分离界线（图 118-3）。两侧下钝性分离，显露耻骨联合、库柏韧带、闭孔内肌、盆筋膜腱弓和膀胱颈（图 118-4）。应避免尿道上的中线切开。

Retzius 间隙显露以后，术者将两指放入阴道，并通过轻轻牵拉留置的弗雷尿管辨认膀胱尿道连接部。使用手指在膀胱颈旁抬举阴道壁，在尿道中段和膀胱颈水平缝合阴道壁，但不穿透阴道壁黏膜上皮（图 118-5）。0 号不可吸收缝线 "8" 字缝合，包括阴道前壁全部厚度。针穿过同侧库柏韧带

（图 118-6）。如果双侧进行缝合，缝合库柏韧带 2 针，随后在韧带上打结。打结之前，我们在阴道壁和闭孔筋膜间放置明胶海绵，以促进纤维化。抬举阴道壁的同时，以 6 个体外方结扎紧。两个祖母半结和一个平方结来保证缝合（图 118-7）。

缝合后即打紧，以免缝线缠绕。首先进行尿道中段的缝合，尽管这是一个习惯问题。从对侧下腹部穿刺孔容易缝合。尽管可以从任何一侧进行缝合，图 118-8 显示从右侧下腹穿刺孔进行左侧膀胱颈的缝合。缝合的末端均缝入库柏韧带（图 118-9）并扎紧。每侧均缝合 2 针来完成手术（图 118-10）。膀胱颈抬举的合适水平根据术者阴道内的手来进行估计。抬举阴道壁的目标是双侧盆筋膜腱弓水平，所以膀胱颈可以由阴道壁支持和固定。打紧缝线时，术者不应再使阴道壁靠近库柏韧带或对阴道壁施加过大的张力。缝合桥一般为 1.5～2 cm。

如果患者阴道前壁脱垂更明显，应以阴道旁修补术结合 Burch 阴道悬吊。作者在膀胱两侧钝性分离阴道旁间隙。分离应该暴露两侧的膀胱下缘和尿道，阴道前壁和盆腔内筋膜，闭孔内肌和筋膜，盆筋膜腱弓（图 118-11）。盆筋膜腱弓来源于闭孔筋膜的聚集，从耻骨到坐骨棘。坐骨棘应该尽可能地可触及或可见。应注意辨别闭孔和神经血管束，以避免损伤闭孔血管和神经。从阴道顶端开始，以 2-0 不可吸收、36 in 或 48 in 长、具备 CT-2 或 SH 针的缝线来进行阴道全厚度的缝合，但要除外阴道黏膜上皮，然后缝入在闭孔窝下方 3～4 cm 的盆筋膜腱弓。缝线在体外打结。另外 2～4 针缝线用来将阴道壁与盆筋膜腱弓或闭孔内肌筋膜缝合，

缝合间距为 1 cm，直至缺损被关闭（图 118-12）。在相反方向进行相同缝合过程。如果这个手术过程与 Bruch 阴道悬吊同时进行，阴道旁缺损修补应该首先进行，因为如果 Bruch 缝合已经扎紧，将不易暴露阴道旁缺损。我们先在坐骨棘水平缝合，然后向耻骨方向进行缝合。

图 118-1　行 Burch 阴道悬吊术之前充盈膀胱。压迫膀胱底定位膀胱上界

图 118-2　在膀胱反折上 2 cm 锐性切开

图 118-3　辨认切口的结缔组织，证实正确的分离界线

图 118-4　显露 Retzius 间隙

图 118-5　在尿道中段和膀胱颈水平或接近该水平，使用腹腔镜缝合技术缝合右侧阴道壁和盆腔内筋膜

图 118-6　针穿过同侧的库柏韧带

图 118-7　使用体外打结技术扎紧右侧 Burch 阴道悬吊缝线

图 118-8　在尿道中段和膀胱颈水平缝合左侧尿道周围

图 118-9　从对侧穿刺孔将左侧尿道旁缝线的末端穿过库柏韧带

图 118-10　显示膀胱颈每侧均 2 针缝线，完成 Burch 阴道悬吊

图 118-11　左侧阴道旁缺损的盆筋膜腱弓图像

图 118-12　在 Burch 阴道悬吊术之前，以 3 针缝合来完成左侧阴道旁缺损的修补

（王志启　译　王建六　校）

第 119 章

腹腔镜手术治疗盆腔脏器脱垂

Mark D. Walters, Audra J. Hill

一、腹腔镜骶骨阴道固定术

除脐部穿刺孔外，10/12 mm 穿刺套管应被放置于双侧下腹，以进行缝合。1 个或 2 个 5 mm 穿刺套管放置在脐水平腹直肌外侧，用于牵拉。穿刺口应在盆腔呈三角形，以利于腹腔镜缝合。显露盆腔深部，注意盆腔结构（图 119-1）。充填装置放入阴道，抬举阴道顶端（图 119-2）。首先，牵拉乙状结肠至左侧，检查骶岬处腹膜，可以见到关键结构如主动脉分叉、髂动脉和静脉、右侧输尿管。仔细地纵向切开骶岬表面腹膜，钝性分离暴露骶岬（图 119-3）。术者应辨认骶中动脉和静脉。如果可能应在骶骨前切开暴露 3~4 cm。腹膜也应该向右侧直肠旁间隙打开，当然应该特别注意输尿管。从阴道顶端游离腹膜，观察阴道壁和盆腔内筋膜。按需要向前分离，注意不要损伤膀胱（图 119-4）。我们在阴道直肠间隙尽可能深地从阴道后壁分离腹膜。偶尔，润滑的充填装置可以放入直肠，也可以放入阴道，来显示这些结构（图 119-5）。一条聚丙烯网片由 10/12 mm 穿刺孔置入。3~4 对不可吸收线缝合将网片固定于阴道顶端的阴道后壁（网片应该尽可能紧贴会阴体）（图 119-6）。另一小条网片使用 2-0 延迟吸收线缝合到阴道前壁远端 2/3。前后网片然后可以在阴道顶端连接在一起，形成 Y 形或 T 形网片。另一种可选择的技术是在体外做好 Y 形网片，然后放入腹腔进行缝合。应注意避免网片折叠缠绕及缝线缠绕。图 119-7 显示完成了阴道网片缝合。如果需要的话，可以将 mesh 网片覆盖阴道周围陷凹（图 119-8）。之后要注意将网片缝合到骶骨上。向骶岬方向提起阴道。提起阴道时应以提供足够的支持，而对阴道无显著张力为宜。使用体外打结方法，以不可吸收线将网片缝合到骶岬 2~3 针（图 119-9）。也可以用钛钉将网片固定到骶骨前纵向韧带上。网片表面腹膜间断或连续缝合（图 119-10）。

二、腹腔镜子宫骶韧带折叠短缩术

有时子宫轻度脱垂，或子宫直肠陷凹很深，术者和患者不希望切除子宫。这经常发生在正在进行 Burch 手术的压力性尿失禁患者。它被建议在所有 Burch 手术过程中预防性使用，但其在预防将来肠疝或子宫脱垂中的有效性尚不明确。在行腹腔镜或机器人全子宫切除术或子宫次全切除术时，可以采用同样的方法来支撑阴道口或宫颈。

要进行子宫骶韧带折叠短缩术，需要认清宫颈后壁、子宫直肠陷凹和子宫骶韧带。向头侧或腹侧牵拉子宫，可以使子宫骶韧带拉紧，易于辨认。子宫骶韧带双侧向骶骨方向延伸。手术过程中，双侧输尿管都应该清晰可见，并避开。一般使用不可吸收或延迟吸收线。第 1 针缝合接近子宫骶韧带进入宫颈处，体外打结折叠这些部位。这使得剩余的子宫骶韧带在更大的张力下更易辨认。1~3 针缝合结扎拉紧子宫骶韧带（图 119-11）。距骶骨 2~4 cm 缝合子宫骶韧带近端。注意避开几厘米外的输尿管。在子宫骶韧带近宫颈处缝合，并牵拉，直至完成第 2 针缝合。完成第 2 针缝合后，所有缝线进行体外打结扎紧，缩短韧带。此时子宫可以被抬起，以利于打结。

图 119-1　可以见到阴道脱垂患者盆腔深部和中部的肠疝

图 119-2　充填装置放入阴道，抬举阴道顶端

图 119-3　显露骶岬处的前纵韧带（箭头）

图 119-4　从阴道顶端游离腹膜，注意避免损伤膀胱

图 119-5　润滑的充填装置放入直肠（箭头），也可以放入阴道，来显示这些结构

图 119-6　骶岬处的网片缝到阴道后壁

图 119-7　阴道补片已经完成，准备连接骶岬

图 119-8　如果需要，用网片覆盖陷凹，子宫骶韧带折叠术完毕

图 119-9　网片缝合到骶岬，完成骶骨阴道固定术

图 119-10　网片上腹膜被关闭

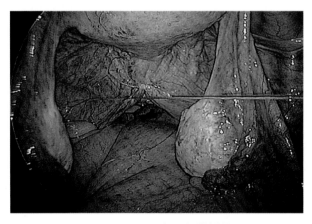

图 119-11　子宫骶韧带折叠

（王靖元　译　王志启　王建六　校）

第 120 章

机器人妇科手术

Javier F. Magrina

腹腔镜技术在妇科复杂手术中的应用使大量患者从中获益，与开腹手术相比，失血量减少，住院天数减少，术后恢复快。然而，腹腔镜技术有其固有的缺陷，这使得大部分妇科医生在做一些复杂的、甚至是一些普通的手术时应用腹腔镜较少。二维成像、器械缺乏灵活性、运动不直观都限制了腹腔镜的广泛使用。

机器人技术旨在通过弥补腹腔镜技术的缺陷，尤其是提供三维成像、器械灵活性、直观的运动，来改进腹腔镜技术，以及提高术者的技术。其他重要的改进包括：术者舒适度增加（术者可以坐在座位上完成手术，图 120-1），减少震颤和减小动作的幅度，提高术者的精准度。由于机器人技术由腹腔镜技术发展而来，我们通常称之为"机器人辅助下腹腔镜技术"，而非机器人手术。作者更倾向将全部由机器人完成的手术称之为"机器人手术"，而将由机器人和腹腔镜共同完成的手术称之为"混合型手术"。

一、腹腔镜和机器人技术的比较

现在有许多对比腹腔镜技术和机器人技术的研究，结果显示在机器人的辅助下，手术的精准性提高、体内打结速度加快、技术性错误减少、学习曲线缩短。机器人是腹腔镜技术的改进版。

二、达·芬奇手术机器人系统

2000 年 7 月 11 日，美国食品药品监督管理局（FDA）批准了达芬奇手术机器人系统应用于腹部和盆腔手术，在 2005 年 FDA 特别批准机器人系统

应用于子宫切除术。最初的标准系统逐渐被达·芬奇 -S 外科手术辅助系统，以及如今的达·芬奇 Si 手术机器人系统所取代（图 120-2）。

在标准系统上的改进包括：设备加长、手臂增加了屈曲和伸展、横向移动的功能且重量减轻，因此扩大了在术野的活动范围，还有：高清晰度成像、远程图像、数字缩放、电力驱动机器人。新的器械包括链接式的血管封闭设备、冲洗吸引器、肠管手术吻合器。引进了一种带有教学操控台的新型教学方式。教学操控台与手术台相同，两者之间相互联系，从而使机器人仪器在术者和实习生之间来回转换。术者还控制着一个小箭头用来给实习生指示出需要分离、切开、避免损伤组织的部位，从而加强了手术学习。

三、在妇科的应用

达·芬奇手术机器人系统的初衷是用来在狭小区域进行精细操作。因此在大标本上操作或需要较大操作空间的手术并不是这种设备的最佳适应证。

从 2004 年 3 月 16 日开始，作者在梅奥医学中心已经做了 2000 多台达·芬奇手术来治疗良性和恶性疾病。不论是良性还是恶性疾病，在一些情况下，达·芬奇手术机器人系统都有优于腹腔镜之处。其中包括：晚期子宫内膜异位症、骶骨阴道固定术、阴道瘘、根治性子宫切除术、盆腔和主动脉的淋巴结清扫、膈肌，以及肝脏转移灶的切除、节段性膀胱和输尿管切除术，直肠乙状结肠切除，以及其他的在狭小空间里的精细操作，如骶前肿瘤、盆壁病灶的复发。

在肥胖患者中，由于缺乏机器人器械的触觉反

图 120-1 达·芬奇系统的术者控制台

图 120-2 已经准备好的无菌塑料袋包裹的达·芬奇系统

馈，术者通过厚的腹壁感受不到器械的附加阻力，使得术者的动作和精确度不受影响。作者发现，机器人子宫切除术的操作时间并不会随着患者体质指数（BMI）的增加而延长。

在妇科肿瘤中，机器人根治性子宫切除术比腹腔镜手术的操作时间短，而其他围术期结局相似。子宫内膜癌手术中，机器人的中转率为 3%，而腹腔镜手术的中转率为 9%，其他围术期结局相似。在早期卵巢癌中，机器人和腹腔镜手术的围术期结果相似。然而，在晚期卵巢癌中，更推荐使用机器人技术，尤其是需要切除肝脏和膈肌转移灶。

四、机器人全子宫切除术

机器人技术的引入致使开腹全子宫切除术迅速减少，这是腹腔镜手术尚未实现的，所以术者往往更青睐于机器人技术。对于一个大子宫的良性病变，从阴道移除时需要切开子宫的情况，作者不建议使用机器人技术，推荐使用阴式子宫切除术。**不推荐使用子宫次全切除术，因为潜在的风险超过了短期益处。由于远期预后和术中损伤风险，不建议使用任何粉碎器移除子宫或肌瘤组织。对于需要粉碎后移除的良性子宫疾病，推荐使用阴式全子宫切除术。**

五、机器人的位置

机器人操作系统远离手术台放置，直到准备对接时才移近（图 120-3）。它可以放置在中央或左右两侧。患者取截石位，当将其放置于患者的双腿中间患者膝盖水平时，会妨碍经阴操作，比如移除标本或举宫操作。当放置在患者的右侧或左侧的侧面位置（图 120-4 和图 120-5）时，就会弥补这个缺点，并且操作可以与放置在中央时一样容易。通常选择机器人侧面对接。作者已经设计了一个侧面对接的平台（图 120-6），便于在每个盆腔手术的同一位置放置机器人。

图 120-3 机器人系统放置远离手术台,直到套管置入准备对接时才移近。术者的控制台也远离手术台

图 120-4 从右侧对接达·芬奇系统

图 120-5 从侧面对接给予阴道操作充足的空间

图 120-6 梅奥诊所设计了用于侧面对接的塑料台,使得所有手术的机器人都可放置在同一位置

六、放置套管

为了避免严重的血管损伤,所有患者均采用经脐开放技术置入机器人腹腔镜。探查上腹部,将手术台的头端倾斜,直至将小肠和乙状结肠移出盆腔。

在所有的手术中,最少使用 4 根穿刺套管,机器人手臂用 3 根(包括光学套管),助手使用 1 根。每当术者需要辅助时,使用机器人的第 4 根套管(图 120-7)。在做盆腔手术时,作者习惯于将两个机器人套管放置在脐水平,在脐左右距脐 12 cm 处。在脐孔和左侧机器人套管之间等距离地放置 10 mm 的辅助套管,并且向头侧上移 3 cm。第 4 个机器人手臂,无论何时使用,都放置在患者右侧与辅助套管对称。然后将机器人机械臂连接到机器人套管。手术结束后,不能移动手术台,注意防止患者从手术台上滑落(图 120-8)。

七、机器人手术器械

机器人机械臂对接后,通过机器人套管引入机器人手术器械(图 120-9)。在达·芬奇手术中可以使用的多种 EndoWrist 手术器械中,妇科手术中最常用的是双极 PK 解剖钳(图 120-10)、ProGrasp 钳(图 120-11)、单极电铲(图 120-12)、单极剪刀和大针持(合并了线剪)(图 120-13)。单极电铲或剪刀(取决于外科医生的偏好)在右侧机械臂使用,左侧使用 PK 解剖钳。当需要缝合时,可以用大针持代替电铲或剪刀。一旦插入第 4 根套管针,ProGrasp 钳子就被用作牵拉器械。机器人腹腔镜的直径为 12 mm(图 120-14),具有双光学系统,并多通过位于脐部的光学套管进腹。

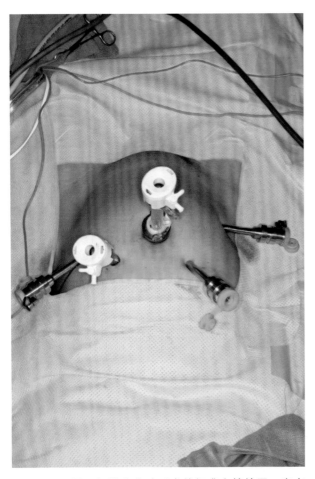

图 120-7　用于机器人盆腔手术的标准套管放置。患者的头在图片的下方。两个机器人套管分别在脐水平置入，在脐左右 12 cm 处。在脐孔和左机器人套针之间等距离地放置 10 mm 的辅助套管，并且向头侧上移 3 cm。第 4 个机器人手臂，无论何时使用，都放置在患者右侧与辅助套管对称

图 120-8　达·芬奇系统的对接完成。机器人从右侧对接。一旦机器人机械臂对接到患者套管，手术台不能移动，除非机器人机械臂从套管脱落

图 120-9　盆腔手术中常用的机器人器械

八、助手和器械护士的角色

该助手通过使用血管闭合器械，冲洗和吸引，牵引组织，标本取出，进出缝合线和针，以及纠正机器人器械或手臂的故障来提高手术的效率。

行膀胱分离和阴道切开术时，器械护士准备可重复使用的阴道探针（图 120-15）或宫颈杯（它类似于举宫器，但没有子宫的探针），以辅助膀胱分离和识别宫颈阴道交界处。通过简单地将两侧大阴唇中间垫纱布垫，来维持阴道切开术中的气腹。用双齿钳取出子宫，同时保持大阴唇靠近中线。一旦取出标本，将一个充满水（60 ml）的塑料球囊置于阴道腔内，以维持手术状态下的气腹。

图 120-10　等离子动力双极抓钳。它是一种脉冲式双极抓钳和精密解剖器，具有很好的抓力

图 120-11　ProGrasp 钳。一旦需要，第 4 个机器人手臂上的 ProGrasp 钳子就被用作组织牵拉的器械

图 120-12　单极电铲。比单极剪刀更加精细的电凝器械

图 120-13　针持。持针器尖端 5 mm，可以用于手术中测量用

图 120-14　机器人腹腔镜。 直径为 12 mm，包含 2 个可以向外科医生提供三维图像的光纤通道

图 120-15　阴道探针。用来代替举宫器来识别阴道穹窿并协助膀胱切开

九、技术

推荐所有患者都采用相同的技术，除非盆腔检查结果有所不同。

骨盆漏斗韧带的分离

将子宫拉到患者的右侧，在侧方做一平行于骨盆漏斗韧带的腹膜切口（图 120-16）。暴露骨盆漏斗韧带外侧的腹膜后空间，并确定输尿管（图 120-17）。在输尿管与骨盆漏斗韧带之间的腹膜上开窗（图 120-18），用血管闭合器械分离该韧带时，防止输尿管损伤（图 120-19）。

图 120-16 在侧方做一平行于骨盆漏斗韧带的腹膜切口

图 120-17 显露骨盆漏斗韧带外侧的腹膜后空间，并确定输尿管

图 120-18 在输尿管与骨盆漏斗韧带之间的腹膜上开窗

图 120-19 用血管闭合器械分离左骨盆漏斗韧带

十、盆腔腹膜与圆韧带的分离

切开髂外血管表面的腹膜到圆韧带的外侧（而不是内侧）。向宫颈与宫骶韧带连接处切开髂外血管下方的腹膜。一旦横向切开子宫圆韧带（图120-20），将阔韧带的前腹膜向腹膜反折打开，打开阔韧带（图120-21），沿子宫侧壁暴露子宫血管。打开阔韧带和识别子宫血管，输尿管是从盆腔入口水平到与子宫动脉的交叉处，注意宫颈和子宫血管的距离（图120-22）。约90%的输尿管在侧方的位置充分，足以安全分离主韧带，而其余的10%位于子宫颈0.5cm之内，损伤风险较高。

十一、子宫血管的分离

紧邻子宫侧壁的子宫血管被夹闭并分离（图120-22），但主韧带尚未分开。

在右侧重复相同的步骤直到夹闭并切开右侧子宫血管（图120-23至图120-28）。

十二、移开膀胱：分离膀胱阴道间隙

在经阴探针、子宫颈杯或举宫器的帮助下，从宫颈前壁和阴道前壁分离膀胱，到达距离宫颈阴道交界下 1～2 cm（图120-29）。

确定宫颈阴道交界处，并用电烙术标记，以反映主韧带切除程度（图 120-30）。

十三、分离主韧带

一旦移开膀胱并且明确输尿管走行，宫颈旁的主韧带从左向右用血管闭合器械凝切 1～2 次（图 120-31 和图 120-32）。

十四、阴道切开

在先前确定的子宫颈阴道交界处（图 120-33）的 12 点钟方向开始行阴道前壁切开，并向右侧和左侧的阴道穹窿延伸（图 120-34）。继续向左侧切开阴道穹窿（图 120-35）。从阴道前壁继续切开右侧阴道穹窿（图 120-36，），继续切开后壁直至到达之前横切左侧阴道的位置（图 120-37）。

十五、移除子宫

术者经阴置入双齿钳，并从阴道移除子宫（图 120-38），同时使大阴唇向中线靠拢，维持气腹。

十六、残端缝合

用延迟的可吸收缝线（如 2-0PDS）封闭阴道残端，包括任何角度的宫骶韧带（图 120-39）。从阴道口 5 mm 处进针，针距间隔 5 mm（图 120-40）。并没有已被证明或是前瞻性随机试验证实的可以预防或减少断端裂开率的缝合方法。通常使用连续的非锁边缝合或用延迟吸收缝线的"8"字形缝合。预防裂开的关键是：阴道前后两层筋膜贴合完好（图 120-41）。

十七、结论

由于出血少、住院时间短、术后恢复快，机器人比腹腔镜更受青睐。

对于大多数手术，机器人和腹腔镜提供的围术期结局相似。然而，由于以上概括的几点，机器人更受青睐。毋庸置疑，机器人有助于腹腔镜，所以对于可用机器人系统的术者来说，首选机器人。但购买成本高、器械成本高（仅用 10 次）和年维护费高阻止了它的广泛使用。

图 120-20　在侧方横切子宫圆韧带

图 120-21　将左侧阔韧带的前腹膜向腹膜反折打开，打开阔韧带

图 120-22　用血管钳钳夹并切开左侧子宫血管。远离子宫血管横切部位，左侧盆腔壁可见左侧输尿管

图 120-23　从侧方平行于骨盆漏斗韧带方向切开腹膜

图 120-24　在右侧输尿管和骨盆漏斗韧带之间的腹膜上开窗

图 120-25　夹闭并切开右侧骨盆漏斗韧带

图 120-26　夹闭并切开右侧圆韧带

图 120-27　在分离圆韧带之后，打开右侧阔韧带

图 120-28　夹闭并切开右侧子宫血管

图 120-29　分离膀胱阴道间隙

图 120-30　移开膀胱使其距离宫颈阴道交界处 1 cm 以上，如图单极电铲所示

图 120-31　一旦膀胱移开适当距离，分 2 次用血管闭合器械夹闭并切断主韧带

图 120-32 同样，用血管闭合器械夹切主韧带 1~2 次

图 120-33 在先前确定的子宫颈阴道交界处的 12 点钟方向行阴道前壁切开术

图 120-34 阴道前壁切开后向左右两侧阴道穹窿延伸。注意宫颈边缘

图 120-35 之后继续切开左侧阴道穹窿。注意宫颈边缘

图 120-36 之后切开右侧穹窿，注意宫颈边缘

图 120-37 继续切开后壁直至到达之前横切左侧阴道的位置

图 120-38　经阴道置入双齿钳，并从阴道移除子宫

图 120-39　用延迟吸收缝线(如 2-0PDS)封闭阴道残端，包括任何角度的宫骶韧带

图 120-40　从阴道口 5 mm 处进针，针距间隔 5 mm

图 120-41　缝合阴道断端。预防裂开的关键是：阴道前后两层筋膜贴合完好

参考文献

1. Dakin GF, Gagner M: Comparison of laparoscopic skills performance between standard instruments and two surgical robotic systems. Surg Endosc 17: 574 – 579, 2003.

2. De Ugarte DA, Etzioni DA, Gracia C, Atkinson JB: Robotic surgery and resident training. Surg Endosc 17: 960 – 963, 2003.

3. Prasad SM, Prasad SM, Maniar HS, et al: Surgical robotics: Impact of motion scaling on task performance. J Am Coll Surg 199: 863 – 868, 2004.

4. Chang L, Satava RM, Pellegrini CA, Sinanan MN: Robotic surgery: Identifying the learning curve through objective measurement of skill. Surg Endosc 17: 1744 – 1748, 2003.

5. Moorthy K, Munz Y, Dosis A, et al: Dexterity enhancement with robotic surgery. Surg Endosc 18: 790 – 795, 2004.

6. Sarle R, Tewari A, Shrivastava A, et al: Surgical robotics and laparoscopic training drills. J Endourol 18: 63 – 66, 2004.

7. Yohannes P, Rotariu P, Pinto P, et al: Comparison of robotic versus laparoscopic skills: Is there a difference in the learning curve? Urology 60: 39 – 45, 2002.

8. Kho RM, Hilger WS, Hentz JG, et al: Robotic hysterectomy: Technique and initial outcomes. Am J Obstet Gynecol 197: 113.e1 – 4, 2007.

9. Magrina JF, Kho RM, Weaver AL, et al: Robotic radical hysterectomy: Comparison with laparoscopy and laparotomy. Gynecol Oncol 109: 86 – 91, 2008.

10. Magrina JF, Zanagnolo V, Giles D, et al: Robotic surgery for endometrial cancer: comparison of perioperative outcomes and recurrence with laparoscopy, vaginal/laparoscopy and laparotomy. Eur J Gynaecol Oncol 32: 476 – 480, 2011.

11. Magrina JF, Zanagnolo V, Noble BN, et al: Robotic approach for ovarian cancer: Perioperative and survival results and comparison with laparoscopy and laparotomy. Gynecol Oncol 121: 100 – 105, 2011.

12. Magrina JF, Kho R, Magtibay PM: Robotic radical hysterectomy: Technical aspects. Gynecol Oncol 113: 28 – 31, 2009.

（王靖元　译　王志启　王建六　校）

第121章

腹腔镜手术相关的常见并发症

Michael S. Baggish

腹腔镜手术有许多相关并发症。这里许多医源性损伤是单一的、腹腔镜手术特有的（也就是与主要的手术目的无关）。例如，开腹全子宫切除与一些手术来源的风险相关，而腹腔镜子宫切除的风险与腹腔镜手术和子宫切除操作都有关。

一、血管和肠管损伤

两个最严重的腹腔镜手术并发症是大血管损伤和肠管损伤。前者导致大量腹腔内出血和低血容量休克。这种境况必须尽快给予合适处理；否侧患者将会死去（图 121-1A～C）。第 2 例尸检照片说明了腹膜后大血管损伤的灾难性后果。这个病例中，延迟的手术干预导致了这个年轻女性的死亡（图 121-1D～H）。小的或大的肠管损伤不可避免地导致立即或延迟肠穿孔（图 121-2A 和 B）。图 121-2C 描述了不慎重的脐上套管放置造成的复合伤。如图所示，套管造成了横结肠穿孔，再加上对肠系膜上动脉更为严重的伴随损伤。由于未能及时识别、治疗腹膜后大血管的损伤，导致患者因失血过多而死亡。在一些情况下，明显损伤肠系膜或直接的血管供应损伤将会导致缺血，继发肠坏死（图 121-3A～D）。当肠内容物漏入腹腔，然后入血，会发生感染和败血症。败血症症状显示为全身炎症反应综合征（SIRS）（表 121-1 和表 121-2）。由菌血症和细菌内毒素、外毒素引发一连串事件，最终导致多器官衰竭。在这些病例中可以并发坏死性筋膜炎。这种情况快速发展，标志为伤口极度疼痛伴随蜂窝织炎样的体征。影像学可以显示腹壁内气体（图 121-3E 和 F）。最终导致败血症性休克（低血压性）和死亡。经常将这些并发症分为腹腔镜过程相关部分和手术过程相关部分（表 121-3）。电外科技术是腹腔镜手术主要的止血方法。该方法使用单极或双极电路。与前者相比，后者更为安全（见第 6 章对能量器械的讨论）。然而，两种电路都会对电接触目标点以外的组织热传导，从而对周围腹腔内结构造成损伤。图 121-4A～E 介绍了从轻微损伤到完全肠穿孔的过程。图 121-5A 和 B、图 121-6A 和 B 描述了结肠的热损伤，最终导致结肠阴道瘘。

二、腹腔镜手术过程

为获得腹腔图像，腹腔镜必须通过一个合适的套管插入腹腔（图 121-7A～C）。套管的径线一般内径为 5～12 mm。切开前腹壁各层组织后，套管一般直接由切口放入（常为脐下缘）。当到达腹膜时，挑起腹膜，锐性或钝性穿过。这个技术被描述为开放式腹腔镜。另一个技术为通过气腹针穿刺腹腔后，注入惰性气体（如二氧化碳）。当已经注入足够的气体，形成充分的气腹，特点为叩诊鼓音。套管随锐利的穿刺器穿刺进入腹腔。这实际上是一种盲穿技术。这些年，前述的各种技术都已经被描述过，包括当穿刺套管进步后，使术者可以直视腹壁各层进行穿刺的器械（图 121-8A 和 B）。

正如已经在前面章节叙述的那样，安全地进行穿刺套管穿刺依赖于两个规则。首先穿刺套管必须在中线穿刺，不能偏在中线的左侧或右侧（图 121-9A 和 B）。其次，穿刺套管的穿刺角度必须呈 45°～60°（也就是朝向子宫的方向）（图 121-10）。以 90° 或接近 90° 置入脐下第一穿刺套管针，将会使中线上的套管针向主动脉远端方向牵拉。轻微向左侧或右侧偏离会在主动脉分叉处对髂总血管造成损伤（图 121-11）。对于特别肥胖的患者，套管针向尾端置入（也就是在主动脉分叉处下，直接插入左侧髂总静脉）。违反这些关键的规定将会最终导致患者和医生灾难性的后果，尤其是套管无意中进入腹腔深处。具有极端体质指数（也就是非常瘦和非常胖）的个体，医源性损伤的风险非常高（表 121-4 和表 121-5）。肥胖患者是危险性最高的，特别是既往有腹腔手术史，很可能有粘连时（表 121-6）。这些患者的穿刺套管穿刺是非常困难的（图 121-12 和图 121-13）。

术者不要诉诸使用超长穿刺器（11 in）（图 121-14）；这些器械并非必需，因为标准长度（8 in）足够进入腹腔（图 121-15）。

如果标准长度穿刺套管不能够进入腹腔，术者最好建议进行开腹。穿刺套管穿刺时偏中线左侧或右侧，可以损伤髂血管或腔静脉（图 121-16）。穿刺器成 90° 垂直穿刺可以损伤主动脉或左侧髂总静脉。任何第一穿刺套管穿刺都有小肠穿孔的风险，偏离的穿刺可以损伤大肠（图 121-17A）。由于后续穿刺套管穿刺在直视下完成，一般不会发生损伤（图 121-17B）。

三、手术操作过程

与开腹手术比较，继发于切除的损伤更常发生于腹腔镜手术。视野，尤其是周围的视野，在腹腔镜操作过程中受限。尽管这个技术使腹腔镜更靠近术野，带来了结构的放大，但是缺乏广阔的、全景的、三维景象，深度估计和对周围结构观察的能力受限。最后，与开腹相比，腹腔镜手术缝合和打结更加困难、耗时更长；这样，能量设备（第 6 章）在腹腔镜手术中更常使用。高能双极电切和电凝器械，如 PK 钳（等离子动力钳）和 LigaSure 器械在止血过程中经常使用；它们的确带来了热损伤风险（图 121-18A～D）。双极器械带来的损伤通过：①从接触点向周围的热量扩散；②直接钳夹和电凝了错误的组织。单极电手术器械在高频泄露、电容耦合、直接耦合和绝缘失效时特别危险。激光和超声刀也可以产生目标外热损伤的风险（图 121-18E，表 121-7）。微创手术影响深远。术后恢复期的手术后临床路径是连续的临床改进过程。每一小时和每一天都应该表现为更少的症状和逐渐改善的

体征。警惕有腹部手术史的患者，术者应比原先的计划更为保守。没有人能够保证肠袢是否和脐下穿刺孔处的前腹壁相粘连。偏离路径应立即通知妇科医生，主动寻找与手术相关的并发症的证据（图 121-19A 和 B）。早期诊断损伤可以减轻继发的损害。如果没有把可能的腹腔镜并发症放在各种可能诊断之首，容易遇到最严重的继发事件（表 121-8，表 121-9 和表 121-10）。

四、输尿管损伤

与腹腔镜相关的第 3 位并发症是输尿管损伤。为避免这种类型损伤的技术已在第 38 章讨论过。尽管输尿管损伤有时继发于大血管或肠管损伤，这些并发症很少由穿刺套管引起。输尿管损伤一般不会威胁生命，除非损伤是双侧的、并且被忽略。但是，未被发现的输尿管阻塞或撕裂可以引起永久性的肾损害，导致肾切除。

输尿管损伤与手术过程和止血中使用的各种器械相关（图 121-20A）。另外一个主要的原因是术者缺乏盆腔解剖的知识。没有这些细致的知识，术者在腹膜后间隙探查和分离输尿管时非常困难。正如我们在前面章节所述，输尿管在 3 个部位容易受到损伤（图 121-20B）：①输尿管跨越髂总血管处，邻近卵巢的血供；②子宫血管跨越输尿管处；③输尿管进入膀胱处，包括其膀胱壁内部分（图 121-20C）。与输尿管损伤有关的辅助器械包括吻合器、激光、超声刀和高能双极设备（LigaSure、等离子动力钳）（图 121-20D）。输尿管损伤较少出现在套扎、缝合和钝性分离。腹腔镜吻合器较宽、长，产生较多的输尿管损伤。这个器械一般会阻断、闭合输尿管（图 121-20E）。LigaSure 设备可用于腹腔镜或开腹手术的止血。这个设备非常大，能量很容易传播附近的像输尿管这样的结构。这种类型的热损伤容易产生较大的瘢痕和广泛的狭窄，或使输尿管完全闭合。还可能会造成尿液的外渗（图 121-20F）。

当输尿管或膀胱裂伤或被切割，尿液漏入腹腔（图 121-20G）。尿液经过腹膜吸收，可以引起血液的生化紊乱。这种由液体积聚导致的腹胀可以非常严重。应该进行腹腔穿刺放出液体，标本也应送到检验室进行肌酐检测。腹水肌酐值的升高有助于尿性囊肿的诊断。

图 121-1　A. 一位左侧髂总动脉受到穿刺套管穿透损伤，并死于大量失血患者的尸体解剖。钳子下方区域显示动脉后壁的裂伤。B. 探针通过由动脉后壁进入，从前壁穿出。可以见到左髂总静脉的血管夹。C. 探针指示左髂总静脉的裂伤，这是致命性损伤。D. 尸检示 Gortex 网片造成的左侧髂总动脉的损伤。E. 图 D 的放大观。F. 摘除的主动脉和髂总动脉干。G. 主动脉和髂血管的放大观。打开腔静脉的一段，可见两个穿刺口和缝线。H. 打开主动脉；后壁上的双孔血管的穿刺口

图 121-2　A.镊子指示网膜的穿刺套管损伤；B.提起横结肠，剪刀指示穿刺套管造成十二指肠穿孔的破裂口；C.机器人手术之前，第一穿刺孔位于脐上 4~5 cm。套管以 90°插入。锋利的套管穿透横结肠，继续延伸至肠系膜上动脉。由于没有发现动脉损伤，以及没有采取措施修复损伤，患者死于大出血

图 121-3 A. 28 岁分娩 3 次妇女，腹腔镜后急诊开腹手术。开腹时，患者广泛腹膜炎、多处肠袢脓肿形成。注意：肿胀、水肿的肠管。患者也显示出败血症休克的临床体征。B. 在尝试进行粘连松解时，肠系膜被等离子动力钳凝固，并钝性从肠管分开。注意：肠管广泛缺血、坏死。C. 坏死肠段的特写在图 121-3B 显示。D. 肠管被覆弥漫腹膜炎的纤维性渗出。E. 坏死性筋膜炎是肠管穿孔坏死的的继发情况，特别是在肥胖患者。A 组链球菌或耐甲氧西林葡萄球菌沿组织界线快速扩散，其毒素分解脂肪和筋膜。这在照片中清晰显示。脂肪变为浅灰色，组织细胞坏死。F. 治疗包括大量去除坏死组织。感染得到治愈之前，有可能需要多次重返手术室进行上述处理。图片显示大多数前腹壁脂肪缺失，包括腹直肌鞘

表 121-1　败血症的定义

感染　以存在微生物或这些微生物侵犯无菌宿主组织的炎症反应为特征的现象

菌血症　血液中存在各种细菌

全身炎症反应综合征　对各种严重临床情况的全身炎症反应。反应以两个或两个以上下列情况为特征

体温：> 38℃ 或 < 36℃

心率：> 90 次 / 分

呼吸：> 20 次 / 分，或二氧化碳分压 < 32 mmHg（4.3 KPa）

白细胞计数：> 12 000 个细胞 /mm³，< 4000 个细胞 /mm³，或 > 10% 不成熟细胞

败血症　对感染的全身反应。反应以两个或两个以上下列情况为特征

体温：> 38℃ 或 < 36℃

心率：> 90 次 / 分

呼吸：> 20 次 / 分，或二氧化碳分压 < 32 mmHg（4.3 KPa）

白细胞计数：> 12 000 个细胞 /mm³，< 4000 个细胞 /mm³，或 > 10% 不成熟细胞

严重败血症　败血症伴随有器官功能障碍，低灌注，或低血压。低血压和灌注异常，可以包括但只不限于乳酸酸中毒、少尿或急性精神状态变化。应用影响肌肉收缩和血管加压药物在测量到灌注异常时，可以没有低血压

低血压　在没有其他低血压的原因时，收缩压 < 90 mmHg 或较基线降低 > 40 mmHg

多器官系统衰竭　在急性患者，存在器官功能改变，不干预的情况下内环境稳态难以维持

引自：Goldman L, Ausiello D: Cecil Textbook of Medicine, 22nd ed. Philadelphia, Saunders, 2004. With permission.

表 121-2　肠穿孔的结果：感染、水电解质失衡、败血症综合征

肠穿孔的继发结果包括感染、水电解质失衡及其转归。

肠液和粪便中包含各种各样的细菌，包括大肠埃希菌、肠球菌、克雷伯杆菌、变形杆菌、假单胞菌、梭状芽孢杆菌等。这些细菌产生毒素，促使细菌进入血液循环，并导致一系列恶性循环，被称为败血症综合征，也称腹内脓肿：

1. 腹腔污染导致腹膜炎症
2. 导致腹膜下血管通透性增加，引起肠液向第 3 间隙漏出
3. 麻痹性肠梗阻和腹腔液体积聚向上挤压横膈，降低胸腔内肺扩张容积，引起部分肺衰竭
4. 炎性液体产生和集聚在胸腔，称为胸腔积液

一些渐进的并发症可以预计，在初始穿孔后不同时间出现。与结肠损伤相关的最常见并发症包括：

- 腹膜炎（98% 的病例）
- 肠梗阻（92%）
- 胸腔积液（84%）
- 结肠造瘘（80%）
- 腹腔脓肿（78%）

小肠穿孔后最常见的并发症包括：

- 腹膜炎（100%）
- 腹腔脓肿（63%）
- 肠梗阻（89%）
- 胸腔积液（59%）

引自：Baggish MS: Ob-Gyn Management 20:47-60, 2008. With permission.

表 121-3　130 例腹腔镜相关肠损伤

过程	百分率	小肠	百分比	结肠
穿刺相关	77%	62	41%	20
第一套管针穿刺		(57)		(18)
第二套管针穿刺		(3)		(1)
其他		(2)		(1)
手术相关	23%	19	59%	29
能量器械		(10)		(11)
无能量		(9)		(18)
总计	100%	81	100%	49

引自：Baggish MS: J Gynecol Surg 23:83-95, 2007. With permission.

回肠热损伤的变化

初始热损伤　　　　　穿刺烧伤区脱落和肌肉损伤　　　进一步黏膜穿孔，胆汁流出

胆汁

表面上皮细胞

绒毛固有层

Peyer 集合淋巴管
（淋巴结）

黏膜下层

环状肌

纵行肌

D

E　　　显微镜下的损伤

热损伤导致大的穿孔，胆汁流至腹腔

图 121-4　A. 热损伤在回肠上呈现白色的伤口；B. 在 24~36 小时，焦痂脱落，露出透壁损伤和一个微小的穿孔；C. 随时间推移，胆汁污染的液体从穿孔出渗出；D. 继发于烧伤引起的坏死的最初伤口糜烂；E. 显微切片显示成熟的透壁穿孔

热效应

圆韧带

输卵管

卵巢固有韧带

子宫动脉

子宫骶骨韧带

阔韧带

结肠热损伤

A

B

图 121-5　在使用双极钳进行腹腔镜下全子宫切除术过程中，发生了对乙状结肠的热损伤，而且没有被识别出来。A. 组织凝结后，血供停止，导致局部缺血。变性的蛋白质变白并产生焦痂。B. LigaSure 双极钳钳夹和电凝宫骶韧带。热量通过相邻的组织传播，并对直肠乙状结肠造成热损伤

子宫切除术后阴道残端
（缝合线放松）

直肠阴道瘘（烧灼伤）

A

图 121-6　A. 结肠损伤后通过断端（缝线松开）将粪便排出并进入阴道，造成结肠阴道瘘；B. 结肠阴道瘘的放大视图

图 121-7　A. 图片显示 10 mm 的可重复使用穿刺套管，包括一个在外套内的锥形穿刺器。当足够锋利时，它可以穿透肠管或腹膜后的大血管。有时，多次使用后穿刺器变钝，显得不易造成大血管损伤。B. 这张图片显示了收回刀尖的一次性使用穿刺器尖端（也就是未装好的）。C. 与图 A 对比，不可吸收穿刺器（安装好的）的尖端非常锋利。这个器械一旦方向偏离，很容易损伤大血管壁

图 121-8　A. 当穿刺器穿刺腹腔时，这个特殊的穿刺器理论上可以使术者观察到腹壁的层次；B. 在图 122-5A 中显示穿刺器的锥尖并不锋利。透明的外观可以显示出腹壁组织景象

图 121-9　A. 穿刺套管必须对准中线穿刺，以避免损伤髂血管。偏向左侧或右侧均可使患者有大血管损伤风险。B. 这里描述了在中线进行穿刺套管穿刺的简便方法。已经用记号笔从脐到耻骨联合画线

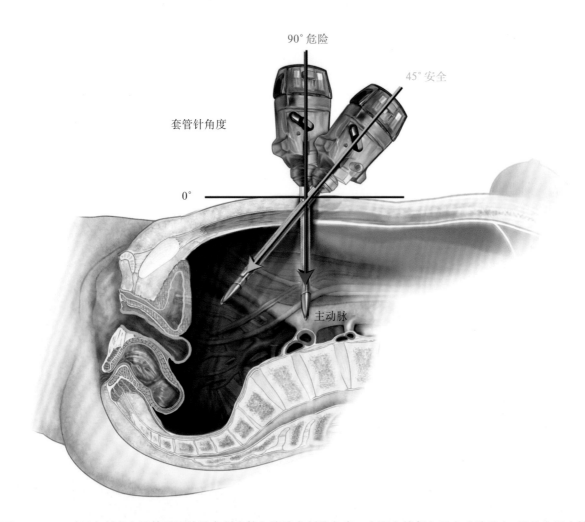

图 121-10　对于穿刺安全同等重要的是穿刺套管向腹腔穿刺的角度。由于套管朝向子宫（膀胱），即使在深套管穿刺的情况下，以 45° 穿刺也是安全的。虽然深部穿刺可能会造成子宫或膀胱损伤，但只要及时发现，这些伤口是相对容易修复的，不会造成严重伤害。另一方面，当套管针以 90° 的角度刺向深部时，将会发生大的腹膜后大血管损伤，并且患者将受到严重或致命的伤害

表 121-4　大血管损伤患者（31 例）体质指数情况		
体质指数 *	分组	例数
＜20	瘦	6
＜25	非肥胖	3
25~30	超重	9+
＞30	肥胖	13+

引自：Baggish MS: J Gynecol Surg 19:63-73, 2003. With permission.
＊体重（kg）/［身高（m）］^{2}
＋22 例超重或肥胖病例

髂总动脉和静脉

套管针

CT 扫描——患者右侧

图 121-11　下面的计算机断层扫描是在右侧髂总动脉和静脉穿刺后几天进行的。先前的套管推力的矢量可以通过附加的箭头来追踪。小孔不是髂动脉，而是在血管修复部位由血管外科医生造成的一小部分残余空气。上图是详细描述了套管进入右髂总动脉和静脉的路径的解剖横截面

表 121-5　第一穿刺套管穿刺指向腹膜后大血管的临界测量

插入穿刺套管

d= 穿刺套管套袖到皮肤距离

前腹膜

D_5= 腹壁厚度

D_1= 主动脉分叉

前腹壁皮肤

骨盆漏斗韧带

D_3^*

D_2= 右侧髂血管分叉

* D_3= 患者左侧髂血管分叉

引自：Narendran M, Baggish MS: J Gynecol Surg 18:121-127, 2002. By permission.

表 121-6　脐穿刺套管和腹膜后大血管的平均距离（cm）

距　离	体质指数				身高（m）			
	＜25 (*n*=49)	25~30 (*n*=29)	＞30 (*n*=21)	*P* 值	1.5~1.65 (*n*=22)	1.66~1.77 (*n*=43)	1.76~1.8 (*n*=34)	*P* 值
到主动脉分叉的垂直距离	11.21	14.14	15.14	0.0006	12.60	12.56	13.78	NS
到右侧髂总血管的倾斜距离	16.33	17.27	18.39	NS	16.49	16.24	18.41	0.02
到左侧髂总血管的倾斜距离	16.49	17.36	18.53	NS	16.35	16.43	18.66	0.01
到膀胱上缘的倾斜距离	17.43	17.56	18.75	NS	16.18	17.41	19.13	0.04
脐部腹膜到皮肤的垂直距离（腹壁厚度）	3.48	3.85	5.05	0.001	—	—	—	—
从脐下腹膜切口到右侧髂总血管的倾斜距离	12.69	12.96	13.12	NS	—	—	—	—
从脐下腹膜切口到左侧髂总血管的倾斜距离	12.93	12.91	13.39	NS	—	—	—	—

改编自：Narendran M, Baggish MS: J Gynecol Surg 18:121-127, 2002.

NS. 无显著性差异

图 121-12　A.给肥胖妇女制造气腹是困难的。气腹针置入肥胖患者前腹壁腹膜外脂肪的情况并不少见。B.气体注入腹腔外可以产生假气腹。可重复使用穿刺套管，如果尖端钝，朝向腹后壁穿刺，可以没有穿透前腹壁。钝的穿刺套管常不损伤腹膜后大血管

图 121-13 A. 同图 121-8；B. 显示 Troca 穿刺，因假气腹空间并无真正气腹视野效果好，锐利的尖端穿刺腹膜，引起腹膜后血管损伤

图 121-14　长的一次性穿刺套管有 11 in，是一个非常危险的器械。因其增加大血管损伤的概率，故不建议使用

图 121-15　标准一次性穿刺套管长 8 in，即便是在肥胖患者，也能够进入腹腔

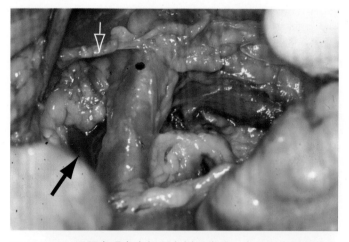

图 121-16　近距离观察中部和右侧后腹膜。点标记右侧髂总动脉，右侧髂总静脉在 L$_5$ 椎体水平跨过中线从左侧到右侧。箭头指示右侧髂总静脉，其与左侧髂总静脉在右侧髂总动脉近端旁汇合后，形成下腔静脉

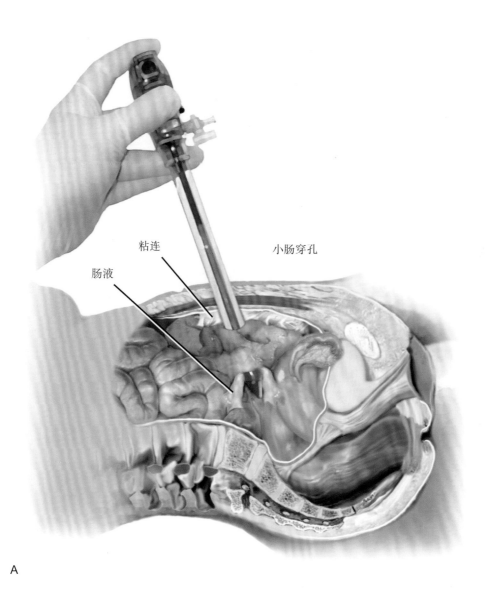

A

图 121-17　A. 图片显示小肠段粘连固定于前腹壁的少见情形。穿刺器穿透肠袢。除非术者在撤镜的同时仔细观察套鞘，否则损伤难以发现

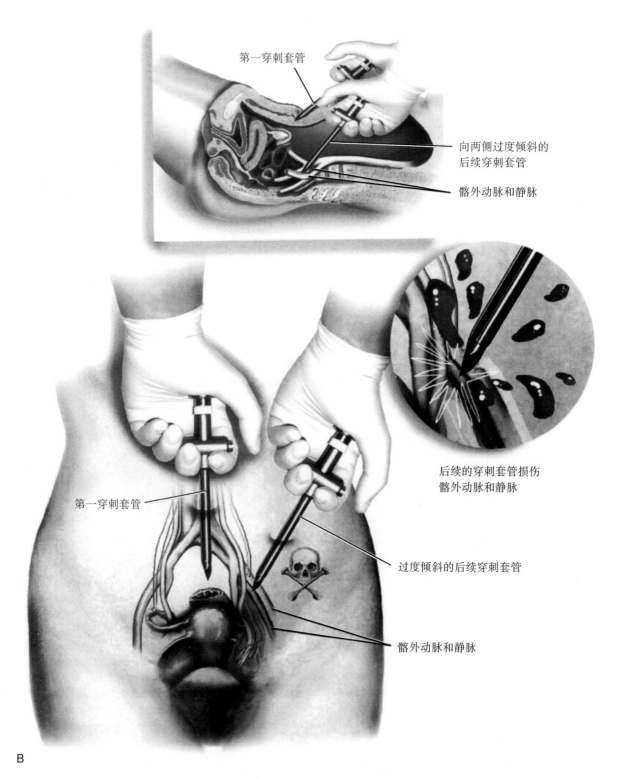

第一穿刺套管

向两侧过度倾斜的
后续穿刺套管

髂外动脉和静脉

后续的穿刺套管损伤
髂外动脉和静脉

第一穿刺套管

过度倾斜的后续穿刺套管

髂外动脉和静脉

B

图 121-17 续　B. 由于是在直视下放入，后续穿刺套管不常造成大的腹腔镜损伤。但是向两侧过度倾斜穿刺可以造成髂外静脉或动脉损伤

图 121-18 A. 高能双极产生器可以进行有效的双极电凝和电切；B. 这个现代的多功能电手术单元有单极、双极和高输出电极电凝和电切能力；C. 这个鳄式等离子动力钳用于机器人手术和主要腹腔镜手术中的止血；D. 这个双极器械（三极）电凝组织，通过伸出锋利刀片立即切断热凝后的组织；E. 超声切割剪刀样器械切入乙状结肠，产生穿孔，粪便漏入腹腔

A

B

图 121-19   A. 肠穿孔的结局包括腹膜炎和多灶脓肿形成。B. 这里描绘了复合损伤。偏离的穿刺套管不但穿透空肠，而且刺破右侧髂总动脉

表 121-7 能量器械相关肠损伤

器械	病例数	百分比
单极	9	43
双极	6	29
激光	1	5
超声刀	5	23
合计	21	

源自：J Gynecol Surg 23:83-95, 2007. Ob-Gyn Management 16:70-87, 2004. With permission.

表 121-8 减少肠损伤的 10 种方法

- 当预计存在严重粘连时，应避免腹腔镜手术。如患者有多次开腹手术史，或已经发现有明显的粘连
- 要清楚，除手术过程的风险外，腹腔镜还带来的来源于腹腔镜技术和器械的附加风险
- 当患者有开腹手术史的时候，考虑开放置入腹腔镜或在一个替代的位置，如左上腹置入第一穿刺套管
- 除轻度粘连外（致密粘连），避免钝性分离。结合水分离的锐性分离是粘连松解的最安全方法。手术部位清晰的视野是精细分离的必要条件
- 任何时候只要可能，避免腹腔镜手术中使用单极电手术器械。还要记住双极和超声刀除直接损伤外，还可以通过热传导，导致热损伤。激光应该始终离开肠管，除非做出了吸收多余能量的准备
- 在任何腹腔镜手术的最后，特别是粘连松解或肠管分离后，观察并记录肠管和细节情况
- 任何腹腔镜手术后，如果患者病情不稳定，首先要除外继发于手术或器械的损伤
- 肠穿孔的主要症状是腹痛，且随着镇痛药物剂量的增加腹痛并不减轻
- 彻底观察任何肠损伤来决定损伤部位的处理。只要可能，在术中修复所有损伤
- 在肠穿孔后，败血症的风险高。观察早期的体征，如心动过速、体温异常、白细胞计数下降，以及出现未成熟白细胞

源自：J Gynecol Surg 2007;23:83-95. Ob-Gyn Management 16:70-87, 2004. With permission.

表 121-9 给妇科医生的处理建议

1. 给血管科医生打电话，并告诉他这是急症
2. 不要观察腹膜后血肿
3. 纵切口开腹
4. 不要试图钳夹出血的血管，但可以用海绵棒直接施压
5. 急查血型，交叉配血至少 6 U（最好是全血）
6. 获取基线血红蛋白、血细胞比容、血小板、纤维蛋白原和纤维蛋白降产物数据
7. 获取累积失血量的估计，麻醉仔细记录入液量
8. 建议麻醉成员获取帮助
9. 使用循环器维持血流动力学稳定

源自：J Gynecol Surg 19:63-73, 2003. With permission.

表 121-10 静脉损伤经常是致命的（7/31，23%）

右侧髂总静脉	3
腔静脉和左侧髂总静脉	1
左侧髂总静脉	1
右侧腹壁下静脉	1
右侧髂外静脉和右侧腹壁下静脉	3

源自：J Gynecol Surg 19:63-73, 2003. With permission.
注意：3 例死亡与使用长的、一次性 trocar 有关

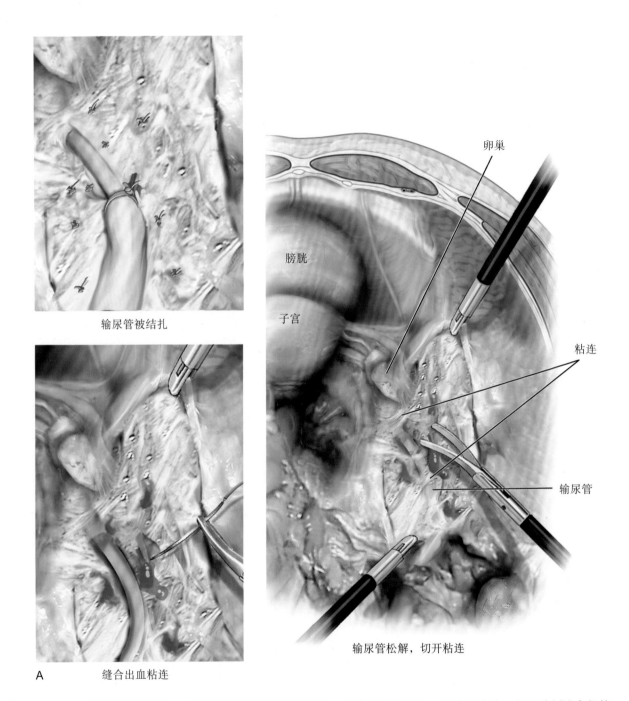

输尿管被结扎

卵巢

膀胱

子宫

粘连

输尿管

输尿管松解，切开粘连

A   缝合出血粘连

图 121-20   A. 在分解粘连过程中，输尿管容易受到裂伤或电凝。当粘连被松解后，可以发生出血。如果外侧没有保护，缝合止血可以直接损伤或结扎输尿管

子宫动脉

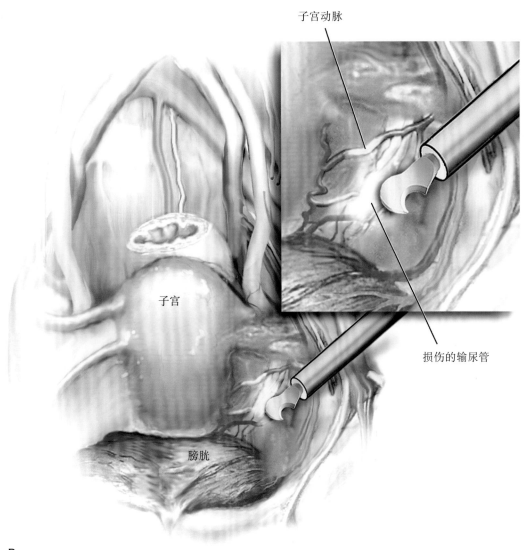

子宫

损伤的输尿管

膀胱

B

前面观

图 121-20 续　B. 超声刀止血和切开组织。超声通过包括摩擦在内的各种机制产生热能。在止血和阻断子宫血供时，输尿管可以受到热损伤

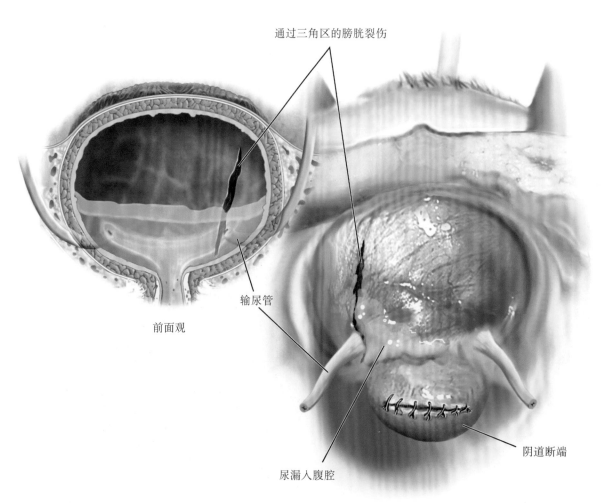

通过三角区的膀胱裂伤

输尿管

前面观

尿漏入腹腔

阴道断端

腹腔面观

C

图 121-20 续 C. 延伸达到膀胱三角的膀胱裂伤是一个非常严重的损伤，需要特殊处理。必须除外损伤膀胱壁内输尿管或输尿管膀胱交界的输尿管。这需要膀胱镜检查和逆行肾盂造影。修补过程中，尽管输尿管没有持续损伤，也应留置输尿管的支架管

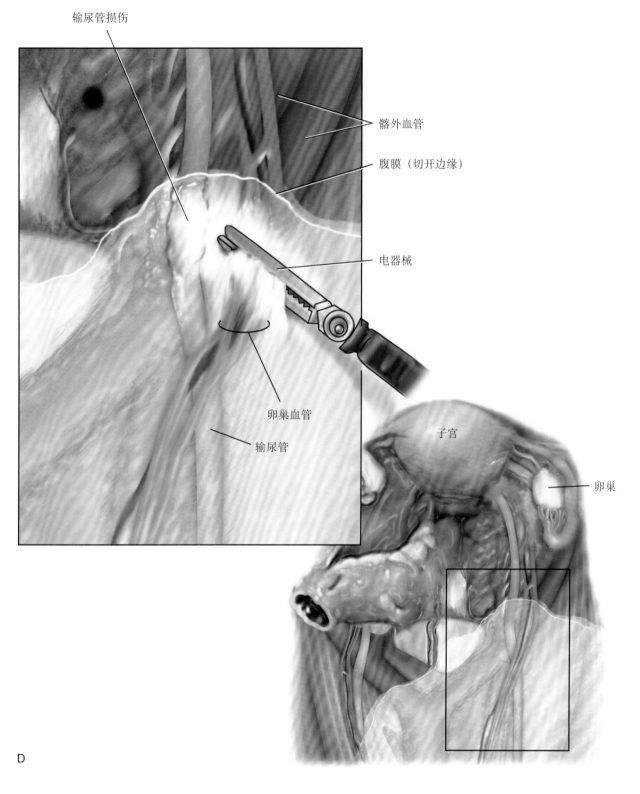

输尿管损伤

髂外血管

腹膜（切开边缘）

电器械

卵巢血管

输尿管

子宫

卵巢

D

E

图 121-20 续　D. 高能双极电凝会通过对周围组织的热传导产生输尿管损伤。在这里描述的病例，双极钳电凝卵巢血管，但是热能传到附近的输尿管，对其产生明显的损伤。E. 当在没有保护输尿管的情况下，腹腔镜吻合器械横跨血管，可以引起输尿管损伤。较宽、长吻合器夹不允许单独应用

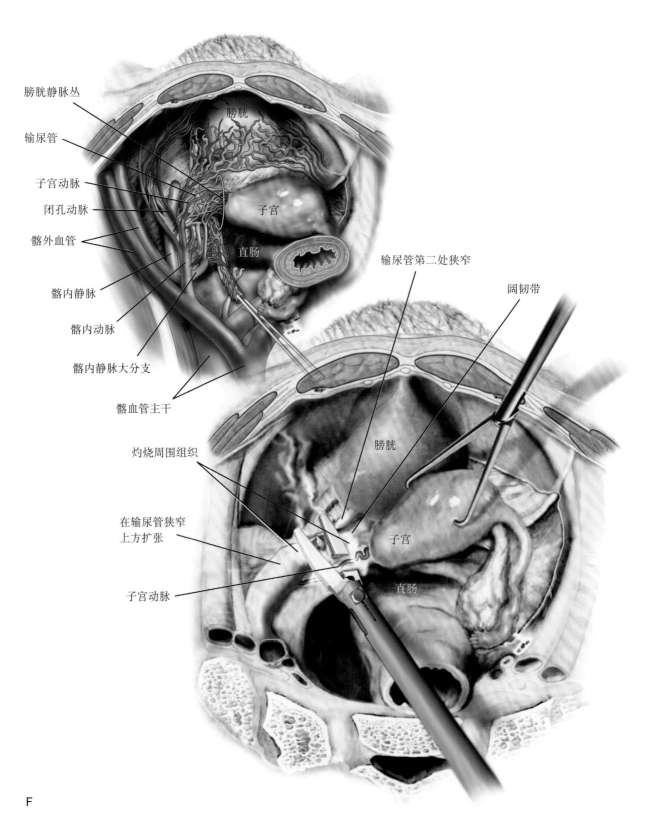

膀胱静脉丛

输尿管

子宫动脉

闭孔动脉

髂外血管

髂内静脉

髂内动脉

髂内静脉大分支

髂血管主干

灼烧周围组织

在输尿管狭窄
上方扩张

子宫动脉

膀胱

子宫

直肠

输尿管第二处狭窄

阔韧带

膀胱

子宫

直肠

F

图 121-20 续　F. 子宫血管用 LigaSure 装置抓住并电凝。然而，热损伤导致左输尿管被烧毁。输尿管热损伤造成严重的瘢痕形成和狭窄。腹腔镜子宫切除术中最常见的输尿管损伤部位是子宫动脉交叉处和输尿管连接处。尿液的外渗常常是由于热损伤导致的输尿管壁坏死所致

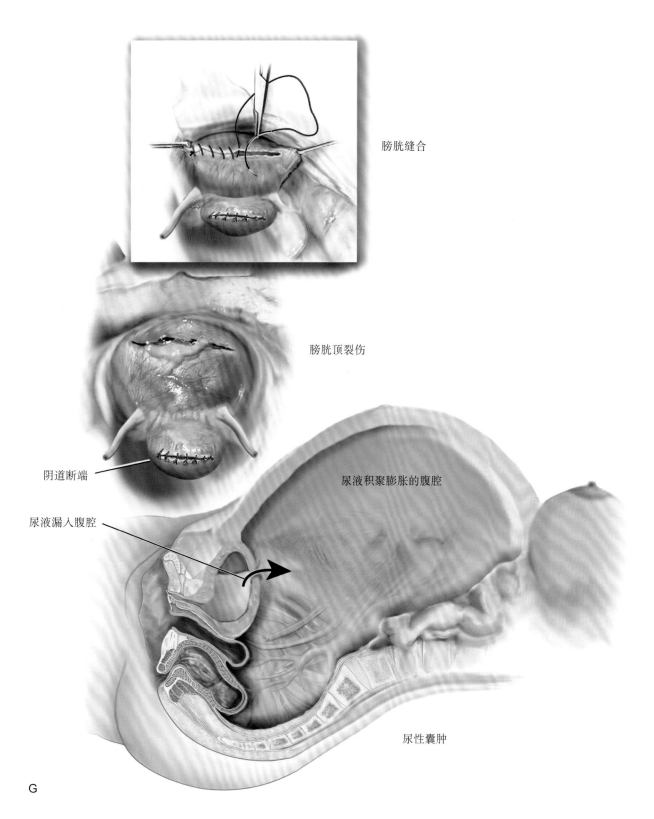

膀胱缝合

膀胱顶裂伤

阴道断端

尿液漏入腹腔

尿液积聚膨胀的腹腔

尿性囊肿

G

图 121-20 续　G. 图片显示膀胱前壁上部裂伤。子宫切除时没有发现裂伤，患者发展为大的尿性囊肿。裂伤随后以 2-0 铬线连续缝合修补

早期发现输尿管阻塞或裂伤对于避免永久性的肾损伤至关重要（图 121-21 和图 121-22）。输尿管阻塞的症状可以是严重的腹部和肋部疼痛，也可以是很小的不适。尽管许多检查可以协助诊断，逆行肾盂造影是最直接、最重要的方法（图 121-23 A～C）。一旦诊断明确，根据条件进行治疗，包括放置支架管或肾盂造瘘。随后的膀胱输尿管吻合将会减轻并发症。

最近认识到腹腔镜手术的并发症与辅助设备，电动粉碎机有关。粉碎机原本是用于研磨标本，后来发展为便于从腹腔中提取标本的工具。如同许多的设备一样，时间和使用逐渐将以前的可选设备发展为必备品。粉碎的副产品与从研磨器械上脱落入腹腔的组织有关。图 121-24 所示上述现象的特殊结果。子宫肌瘤及子宫肉瘤的粉碎已经被广泛报道。平滑肌瘤起源于小的脱落物，种植并在腹膜表面生长。

接下来的结果是良性肌瘤的情况下，平滑肌瘤病腹腔内播散，若是平滑肌肉瘤，则是恶性肿瘤的扩散。

图 121-21　静脉肾盂造影显示的输尿管损伤，左侧输尿管扩张。左肾积水

图 121-22　这张图片描述了远期并发症。该患者通过左下腹的引流部位缓慢流出尿液。当通过引流部位注入造影剂，输尿管皮肤瘘被诊断

图 121-23　A. 该患者进行逆行造影和静脉肾盂造影检查。注意：右侧输尿管正常。左侧输尿管损伤，漏出造影剂。输尿管被切断。B. 左侧输尿管逆行造影显示，左侧输尿管断裂和移位，造影剂漏出。C. 近距离观察图 121-23A 和 B 显示的左侧输尿管影像

图 121-24　A. 图片显示一台电动粉碎器。抓取钳将标本吸入粉碎器鞘内并研磨。B. 抓住取出的肌瘤。C. 肌瘤被吸入粉碎器。D. 在粉碎过程中，少量的肌瘤组织落入腹腔。E. 脱落的部分组织种植于腹膜表面，类似于皮片，可适应新的环境。F. 简而言之，最终的结果是整个腹内种植了多发肌瘤，或平滑肌瘤腹腔内播散

（王靖元　译　王志启　王建六　校）

第十九部分

膀胱尿道镜检查

第122章

膀胱尿道镜检查

Alfred E. Bent, Geoffrey W. Cundiff

一、器械

硬性尿道镜是为检查尿道而由膀胱镜改制而成的（图122-1）。由于仅限于诊断目的，尿道镜没有镜桥，而且镜身较短。尿道镜为0°视角，灌注介质会使镜前的尿道黏膜扩张，使得尿道管腔得以清晰的呈现，因此0°镜对于尿道镜是最适合的。尿道镜鞘会使尿道管腔最大程度地扩张，管径有15F 24F可以选择。尽可能选用大口径的镜鞘以取得较好的视野和较大灌注流量，从而更容易发现，如尿道憩室之类的病变。

硬性膀胱镜由3部分构成：镜芯、镜桥和镜鞘（图122-2A~C）。每一部分承担不同功能，并可以有多种型号选择以适应不同的情况。镜芯用于光线和图像的传输，膀胱镜的视角包括：0°（直镜）、30°（前斜镜）、70°（仰角镜）和120°（后视镜）。不同视角可以完成对整个膀胱内壁的观察。0°镜对于膀胱镜是远远不够的，30°镜可以较好观察膀胱底部和后壁，而70°镜适于观察前壁和侧壁，120°的后视镜一般不用于女性膀胱镜检查，但它可以观察突入膀胱的尿道内口情况。诊断性膀胱镜检查，30°镜通常可以满足要求，70°镜用于观察尿道和膀胱交汇处的情况，如阴道悬吊术后的患者。斜角镜视野外缘中会有黑色v形标志，与镜面的反射角相对，用以辨别方位。镜鞘是镜芯和灌注液进入膀胱的通道，有多种口径，成人17~28 F。当置入15 F的镜芯，其与镜鞘之间的空间，即为灌注液的通道。在膀胱镜检查中较小的镜鞘口径更易使患者耐受。镜鞘近端有两个通道：一个为灌注介质的进入通道，另一个为流出道。远端设计开窗结构便于在斜角视野中操作，并同样形成与窗孔对应的斜面，以便膀胱镜进入尿道。镜芯和镜鞘以镜桥相连，并形成密闭的防水结构。镜桥有一个或两个操作孔经灌注介质通道进出器械。Albarran镜桥是在内鞘末端设计了导向机制，装置位于内鞘的远端恰好在外鞘开窗的位置。使用导向装置有助于将操作器械控制在视野范围内。

与硬镜不同，膀胱软镜将光学系统和灌注通道融为一体（图122-2D）。尖端的外径为15~18 F，长度6~7 cm，工作单元大约是长度的一半。软性光纤配合位于目镜端的手柄以控制镜体远端发生反折，使软性膀胱镜末端可在同一平面反折290°。

任何可以通过光纤并有足够亮度的光源均能使用。监视器和摄像头常使用高能氙灯，但随着技术的进步，新型摄像头仅需较少的光线。摄录系统和静态照相系统对于资料记录和教学是十分必要的。可选择的灌注介质包括：非导电液体、导电液体和气体。虽然膀胱尿道镜检查可以使用二氧化碳作为灌注介质，但决大多数临床工作者使用无菌用水或生理盐水灌注尿道和膀胱。液态介质可以避免使用二氧化碳时形成的气泡，而且可以冲走影响视野的血液和组织碎片。另外使用液态介质充盈膀胱更符合生理状态下的膀胱。

器械保养要求用后立即清除血迹和组织碎片，以沉积防止金属表面的凹槽或缝隙内。最常用的消毒方法是2%激活的戊二醛溶液（Cidex或Surgifix公司，Arlington，Texas）。膀胱尿道镜应浸泡20分钟，然后浸泡在无菌用水中备用。

手术器械应根据镜鞘的口径选择。最常用的器械包括异物钳、活检钳和电凝电极（图122-3A~C）。

图 122-1　尿道镜组件：顶端为 0° 镜（T），下面是 15 F 和 24 F 的两个镜鞘

图 122-2　硬性膀胱镜组件：A. 最上是 17F 的镜鞘，左、右各一个水阀，中间的镜桥是连接镜鞘并提供操作通道，最下面是 70° 的镜芯，视角可以有 30° ~70° 的选择。B. 硬性膀胱镜包括镜芯（T）、带镜桥的镜鞘和末端的导向器（d）和不带导向器的外鞘。导向器（d）由装配在镜鞘近端的操作轮（w）控制。C. 抬起导向器（d），注意导向器如何使活检钳完成操作的。D. 与硬镜不同，膀胱软镜将光学、灌注和操作系统通道融为一体

图 122-3 宫腔镜鞘组件：A. 镜芯视角 0° 或 30°，示例为 12°；B. 通过操作通道进入膀胱的器械（由左至右）：鳄嘴钳、活检钳和电凝电极；C. 注射针通过操作通道注射胶原蛋白（c）（B 图引自：Cundiff GW, Bent AE: In Endoscopic Diagnosis of the Female Lower Urinary Tract. London, WB Saunders, 1999, with permission.）

二、适应证和技巧

　　需要观察女性尿道和膀胱解剖变化的疾病均需要膀胱尿道镜检查：反复泌尿道感染、下尿路刺激症状、血尿、泌尿生殖道瘘、尿道或膀胱憩室、复杂的急迫性尿失禁、治疗无效的过度活动膀胱、间质性膀胱炎、结石、可疑尿道或膀胱肿瘤、排尿梗阻、异物、尿道功能评估和宫颈癌的分期。检查可以在门诊进行，患者截石位，通常不需要麻醉。局麻药物一般涂在膀胱镜外鞘上使其作用于所经过的组织。使用 0° 镜缓慢推进并快速灌注无菌用水或生理盐水可以观察自尿道远端至膀胱颈口整个尿道的情况。观察膀胱可以通过镜桥换用 30° 或 70° 的镜芯，轻柔将 17F 的镜鞘置入尿道并向脐部方向推进。如同时针扫过表盘一样系统观察膀胱的每一个区域，然后观察三角区和双侧输尿管开口（图 122-4）。

三、尿道镜（正常和异常表现）

　　在尿道镜经过尿道时观察尿道黏膜（图 122-5~图 122-7）。在做屏气、咳嗽动作时观察膀胱颈口，尿道膀胱交汇处通常是关闭的（图 122-8）。排尿或逼尿肌收缩时会使尿道充分开放（图 122-9）。在患者逼尿肌不稳定的膀胱颈口就会出现类似图片上的情况（图 122-10）。膀胱充盈或加压时，镜体边冲水边缓慢后撤。可以观察到尿道周围腺体（图 122-11A~C）及腺体的分泌（图 122-12）。良性病变包括囊肿（图 122-13A 和 B）、尿道黏膜突起和息肉（图 122-14A~C）。

　　病理性改变包括尿道脱垂（图 122-15A 和 B）、肉阜（图 122-16）、炎症（图 122-17A~C）、憩室（图 122-18A~C）、瘘（图 122-19）和膀胱颈的输尿管异位开口（图 122-20）。

图 122-4 膀胱镜检查，自膀胱顶部到膀胱尿道交界部分为 12 个区域，检查时膀胱腔如同时针扫过表盘一样观察每个区域。检查 5 点钟区域时光源线位于 11 点钟处，正好是 180° 的反向（引自：Cundiff GW, Bent AE: In Endoscopic Diagnosis of the Female Lower Urinary Tract. London, WB Saunders, 1999, with permission.）

图 122-5 正常尿道（引自：Cundiff GW, Bent AE: In Endoscopic Diagnosis of the Female Lower Urinary Tract. London, WB Saunders, 1999, with permission.）

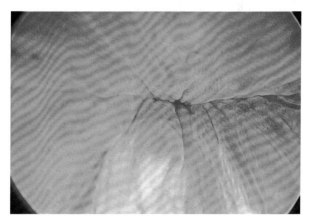

图 122-6 闭合的尿道（引自：Cundiff GW, Bent AE: In Endoscopic Diagnosis of the Female Lower Urinary Tract. London, WB Saunders, 1999, with permission.）

图 122-7　尿道黏膜的化生（引自：Cundiff GW, Bent AE: Endoscopic Diagnosis of the Female Lower Urinary Tract. London, WB Saunders, 1999, with permission. ）

图 122-8　膀胱颈口的活动。A. 颈口的开放；B. 颈口的闭合；C. 颈口的开放；D. 颈口的闭合（引自：Cundiff GW, Bent AE: In Endoscopic Diagnosis of the Female Lower Urinary Tract. London, WB Saunders, 1999, with permission. ）

图 122-9 排尿时的尿道（引自：Cundiff GW, Bent AE: In Endoscopic Diagnosis of the Female Lower Urinary Tract. London, WB Saunders, 1999, with permission.）

图 122-10 逼尿肌不稳定患者的尿道

图 122-11 A. 尿道周围腺体的多个呈环形排列的开口；B. 3 点钟处较大的开口；C. 12 点钟、4 点钟和 8 点钟方向的开口

图 122-12　尿道周围腺体的分泌（引自：Cundiff GW, Bent AE: In Endoscopic Diagnosis of the Female Lower Urinary Tract. London, WB Saunders, 1999, with permission.）

图 122-13　A. 尿道包涵囊肿；B. 位于 7 点钟方向尿道包涵囊肿

图 122-14　A. 尿道黏膜的突起和息肉；B. 膀胱颈口的息肉；C. 尿道息肉放大图

图 122-15 A. 尿道脱垂；B. 尿道脱垂

图 122-17 A. 尿道炎症；B. 尿道炎症；C. 多发尿道炎症

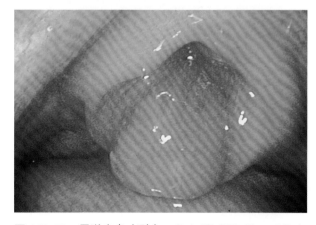

图 122-16 尿道肉阜（引自：Cundiff GW, Bent AE: In Endoscopic Diagnosis of the Female Lower Urinary Tract. London, WB Saunders, 1999, with permission.）

图 122-18　尿道憩室。A. 枝形开口；B. 尿道管腔及 6 点钟处含气的憩室（引自：Cundiff GW, Bent AE: In Endoscopic Diagnosis of the Female Lower Urinary Tract. London, WB Saunders, 1999, with permission.）；C. 较大的中段尿道憩室

图 122-19　A 和 B. 尿道阴道瘘

图 122-20　输尿管异位开口于膀胱颈口

四、膀胱镜（正常和异常表现）

视野与光源线的位置成 180° 的反向。有时需要阴道指检协助观察膀胱底部的情况，尤其在严重的膀胱膨出伴脱垂的患者。膀胱容量应为 350～500 ml。应首先观察位于 12 点钟处的气泡（图 122-21），然后是 1～5 点钟区域，而后逆时针观察 11～7 点钟区域，最好是三角区和输尿管口（图 122-22A～D）。摄入非那吡啶（Pyridium）的患者可以观察输尿管的功能（图 122-23）。良性病变包括：子宫造成的膀胱隆起（图 122-24），阴道旁缺损（图 122-25），双输尿管（图 122-26），输尿管口脱垂（图 122-27），囊性膀胱炎（图 122-28A～C），膀胱壁囊肿（图 122-29），膀胱色素沉着（图 122-30），突起的膀胱静脉通路（图 122-31），小梁形成（图 122-32）和陈旧性瘢痕（图 122-33A～C）。病理性改变包括：

三角区炎（图 122-34），炎症（图 122-35A～E），腺性膀胱炎（图 122-36），间质性膀胱炎（图 122-37），异物（图 122-38A～F），瘘（图 122-39）和肿瘤（图 122-40A～D）。

图 122-21 膀胱顶部的气泡

图 122-22 膀胱三角区和输尿管口：A. 正常三角区；B. 布满滤泡的三角区和位于两侧边缘的输尿管；C. 布满滤泡的三角区；D. 三角区的色素沉着

图 122-23　输尿管的功能。A. 右侧输尿管口；B. 经非那吡啶染色的左侧输尿管口（引自：Cundiff GW, Bent AE: In Endoscopic Diagnosis of the Female Lower Urinary Tract. London, WB Saunders, 1999, with permission. ）

图 122-24　压迫膀胱下后壁的子宫

图 122-25　右侧阴道旁缺损

图 122-26　重复输尿管开口

图 122-27　输尿管口脱垂

图 122-28　囊性膀胱炎。A.三角区的单发囊肿；B.三角区的黄色和透明囊肿；C.膀胱颈口透明囊肿

图 122-29　A 和 B.膀胱壁囊肿

图 122-30 A 和 B.膀胱壁色素沉着

图 122-31 膀胱壁的静脉通道

图 122-32　A~D. 膀胱小梁形成

图 122-33 A 和 B.膀胱壁的瘢痕；C.膀胱壁显著的粘连

图 122-34 膀胱三角区炎（引自：Cundiff GW, Bent AE: In Endoscopic Diagnosis of the Female Lower Urinary Tract. London, WB Saunders, 1999, with permission.）

图 122-35 炎症。A. 炎性斑块；B. 斑块的活检；C. 炎性伴出血点；D. 严重的出血区域；E. 炎症伴局灶性出血

图 122-36 腺性膀胱炎

图 122-37 间质性膀胱炎。A. 瘀斑和簇状出血；B. 膀胱扩张后的出血区域；C. 扩张后膀胱黏膜的破裂；D. 膀胱黏膜明显的瘀斑和簇状出血；E. 线状的出血；F. 间质性膀胱炎 Hunner 溃疡（图片中心的白色瘢痕）

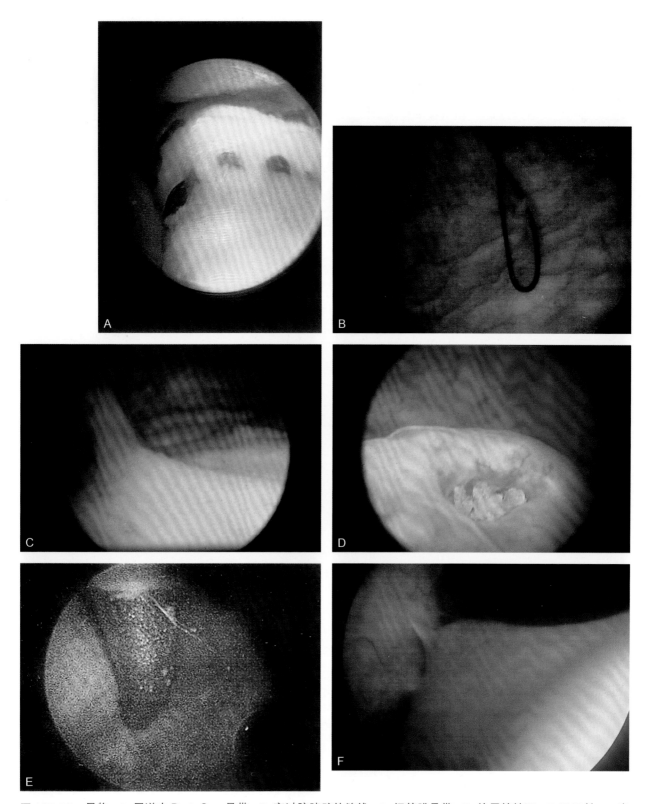

图 122-38 异物。A. 尿道内 ProteGen 吊带；B. 穿过膀胱壁的缝线；C. 阔筋膜吊带；D. 输尿管结石；E. TVT 针；F. 表皮的缝线

图 122-39   膀胱阴道瘘。A. 膀胱一侧的瘘口；B. 膀胱三角区中部的膀胱阴道瘘（中间的箭头）和双侧输尿管开口（两侧的箭头）

图 122-40   A~C. 膀胱肿瘤；D. 膀胱肿瘤的活检

五、膀胱镜下的操作

（一）膀胱活检

膀胱活检可以在门诊或诊室内进行，膀胱内注入 50 ml 4% 利多卡因溶液并保留 5 分钟作为麻醉。也可以在膀胱柱黏膜下 3 mm 的深度注射 5 ml 1% 的利多卡因溶液进行局部阻滞（图 122-41）。膀胱活检需要 22F 的镜鞘以便活检钳通过。活检钳前伸直到头端出现在视野内，需要较大的动作时移动膀胱镜，细微动作时调整活检钳。

（二）输尿管插管

操作时静脉注射 2.5 ~ 5.0 ml 靛蓝可以更好地观察输尿管，注射后 5 分钟后可以观察到染色的尿液自输尿管口溢出（图 122-42）。膀胱下观察到输尿管口喷尿提示输尿管的功能正常。操作时，医师必须确定输尿管和膀胱是完整的。如果一侧输尿管口无染色尿液溢出，则需要输尿管插管并采取适当措施解除梗阻。导管经 Albarran 桥进入膀胱镜的操作通道插入输尿管（图 122-43）。发现输尿管口后，将导管前端推进至视野中，然后旋转镜体使导

管与输尿管的走行方向一致。膀胱镜靠近管口轻柔地将导管插入到位（图 122-44A 和 B）。

（三）注射硬化剂

胶原注射治疗可以在门诊进行。所需的器械包括 20 ~ 22 F 无斜面的镜鞘和 12° ~ 25° 的镜芯。一般经尿道注射。注射胶原的针内充满 0.4 ml 的 1% 利多卡因溶液，在距膀胱颈口 2 cm 处 3 点钟位置进针 1 cm（图 122-45），然后注射胶原达膀胱颈口 1 cm 处。注射完毕用 1% 利多卡因溶液冲洗针腔并自尿道内取出。再次于膀胱颈口 9 点钟处注射 2.5 ml 胶原。一般来说，5 ~ 7.5 ml 胶原可以取得膀胱颈口满意的闭合效果（图 122-46）。目前已经有专门为经尿道注射硬化剂而设计的内镜系统。也可以在尿道周围注射胶原，沿尿道的侧方注射 1% 的利多卡因和靛蓝局部麻醉。22G 胶原注射短针经尿道周围组织抵达膀胱颈口远端，当推注利多卡因和靛蓝的混合溶液后可以看到黏膜下的隆起和蓝染（图 122-47A ~ G）。后续的操作与经尿道注射相似，在注射过程中注意观察膀胱颈口，随着硬化剂的堆积，膀胱颈口会渐渐闭合。随诊时内镜检查往往会发现陈旧性胶原组织。

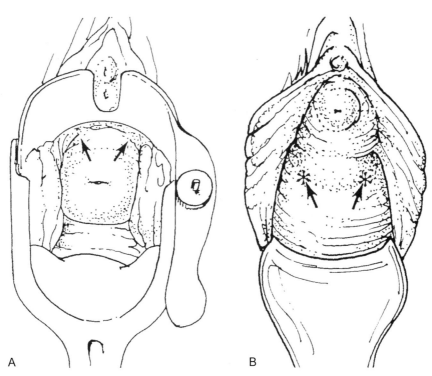

图 122-41　膀胱柱阻滞。A. 在宫颈 2 点钟和 10 点钟方向注射；B. 宫颈切除后的患者则在 4 点钟和 8 点钟方向注射（引自：Ostergard DR: Bladder pillar block anesthesia for urethral dilatation in women. Am J Obstet Gynecol 136:187-188, 1980, with permission.）

图 122-42　输尿管功能，靛蓝染色的尿液自输尿管口喷出（引自：Cundiff GW, Bent AE: In Endoscopic Diagnosis of the Female Lower Urinary Tract. London, WB Saunders, 1999, with permission.）

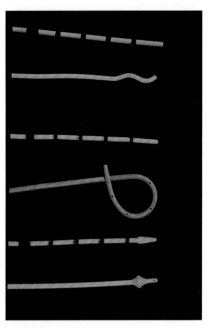

图 122-43　输尿管导管，自上而下：普通导管、哨形端导管、纤维导管、双 J 管、矛头导管、Rutner 导管（引自：Cundiff GW, Bent AE: In Endoscopic Diagnosis of the Female Lower Urinary Tract. London, WB Saunders, 1999, with permission.）

图 122-44　A. 一侧的输尿管插管；B. 双侧输尿管插管

图 122-45 A. 注射针在膀胱颈口就位（引自：Cundiff GW, Bent AE: In Endoscopic Diagnosis of the Female Lower Urinary Tract. London, WB Saunders, 1999, with permission.）；B. 针穿透左侧的膀胱颈口黏膜并注射胶原；C. 针穿透右侧的膀胱颈口黏膜并注射胶原。内镜下图像可以显示尿道黏膜的隆起使膀胱颈口闭合

图 122-46 经尿道胶原注射。A. 于 3 点钟位置注射；B. 于 9 点钟方向注射；C. 闭合的膀胱颈口（引自：Cundiff GW, Bent AE: In Endoscopic Diagnosis of the Female Lower Urinary Tract. London, WB Saunders, 1999, with permission.）

图 122-47 尿道周围胶原注射，将 0° 镜置于膀胱颈口远侧。A. 开放的膀胱颈口；B. 在左侧壁注射胶原

图 122-47 续　C. 在右侧壁注射胶原；D. 注射完毕后闭合的膀胱颈口；E～G. 陈旧的胶原

六、耻骨上镜

不同于经尿道的膀胱镜检查，耻骨上镜是在开放的腹腔或盆腔手术中检查下尿路的一种途径。镜检应在前腹膜关闭后进行以免尿液污染腹腔。静脉注射 5 ml 靛蓝有助于辨别输尿管口，通过三腔球囊导尿管注入至少 400 ml 盐水充盈膀胱。于腹膜外膀胱顶部用 3-0 的可吸收线进行荷包缝合，缝合深度应穿透膀胱肌层。在荷包缝合线的中央用刀戳透膀胱，然后插入 30° 观察镜。适当收紧缝线以免尿液外溢而不影响镜子活动（图 122-48）。由于通过导尿管进行膀胱灌注，检查不需要外鞘和镜桥。30° 镜可以很好的观察膀胱全貌并呈现三角区和双侧输尿管开口的最佳视野。导尿管的球囊可以作为标志物指示方位，三角区则位于球囊下方（图 122-49）。如果需要耻骨上膀胱造瘘，可以在检查完毕后通过镜检的通道留置导管（图 122-50）。

图 122-48　耻骨上镜检查，注意：收紧荷包缝合线可以防止渗漏

图 122-49　耻骨上镜检查：通过三腔球囊导尿管逆行注入 400 ml 盐水充盈膀胱，于膀胱顶部用 3-0 的可吸收线进行荷包缝合，缝合深度达膀胱肌层。在荷包缝合线的中央戳透膀胱进镜观察。适当收紧缝线以免尿液外溢而不影响镜体的活动。通过导尿管的球囊可以辨别方位，三角区位于球囊下方，输尿管开口于三角区两侧的尖部（引自：Cundiff GW, Bent AE: In Endoscopic Diagnosis of the Female Lower Urinary Tract. London, WB Saunders, 1999, with permission.）

图 122-50　耻骨上镜下的球囊导尿管

（杨　波　译　王晓峰　校）

第六篇

变性手术

第二十部分

变性手术

第 123 章

变 性 手 术

Michael S. Baggish

　　易性癖是个体对自我社会性别和生理性别身份的心理认识错乱。在过去的 50 年里，临床医生试图通过纠正中枢神经异常来治疗易性癖的尝试均告失败。最终，外科医师不得不通过外科手术来改变患者的生理性别以纠正这种倒错。变性手术一般在专门治疗性别异常的医学中心开展，并在严格的监督评估下进行，包括一系列相关心理、精神、社会学测试和医学评估（图 123-1）。除此之外，非常重要的一点是，每一位要求进行变性手术的患者在术前都必须尝试至少一年的异性生活。在以异性的方式穿着、生活满一年后，患者需再次进行全面的评估，以确定其在各方面均适合接受变性手术。最后，须对患者进行非常详尽而全面的知情同意，并使其非常清楚地了解变性手术一旦进行再不可逆。其他进行变性手术的患者还包括两性人等情况。与易性癖患者的术前评估类似，术前也须进行严格的筛选和评估。患者及患者直系亲属等相关人员需共同知情同意，并最终决定是否进行手术及变性手术的方式，在男性变女性的病例中，妇产科医生也须参与评估来决定手术方案的选择。所有拟手术的患者均须通过注射雌性激素进行至少 12 个月的女性化准备（图 123-2），术前进行肠道准备。

　　术中患者取膀胱截石位（图 123-3）。在摆好体位前，须用鼓式植皮刀取刃厚皮片（图 123-4）。全厚皮片供皮区域一般选择臀部或大腿（图 123-5），再以聚氨酯敷料覆盖供皮区域。会阴区进行充分备皮，通过阴茎的尿道在膀胱留置尿管。在阴阜部位、阴阜和阴茎的交界处取一半弧形切口，至阴囊外上方（图 123-6）。切口也可选择在中线处垂直切开阴囊再至阴茎侧方（图 123-7），到达 Colles 筋膜。需无损伤锐性分离或钝性分离阴茎皮肤至龟头

处（图 123-8A 和 B），并将睾丸与阴囊皮肤完全分离（图 123-9）。钝性钳夹、切断精索并以 0 号薇乔线结扎，切除睾丸（图 123-10A 和 B）。钳夹龟头与阴茎近龟头端，与阴茎周围皮肤一起，从阴茎近端切开（图 123-11A 和 B）。在尿道重新留置尿管后分离尿道（图 123-12A～C）。将双侧的阴茎海绵体分离，钳夹、切断并以 0 号薇乔线缝扎（图 123-13A 和 B）。将阴茎海绵体与尿道球部分离后完整切除（图 123-14A 和 B）。接下来，在尿道球底部和直肠间做一横切口（图 123-15）。在前列腺和直肠间小心钝性分离出两者间的间隙。这一间隙大小需可容纳术者两指，深度达 7cm。在操作过程中需多次肛诊以指示分离的方向。将全厚阴茎皮肤带蒂倒插入此间隙，再造一个全厚的新阴道（图 123-16A 和 B）。龟头将位于穹窿的顶端，成为再造的假宫颈（图 123-16C）。将尿道缩短至 3～4 cm，并重新留置尿管（图 123-17A 和 B）。新建阴道以纱布填塞（图 123-18）。将阴囊皮肤向上方覆盖交界区并缝合至新建的阴道边缘（图 123-19A 和 B）。二期手术时切开阴囊皮肤，自中央向下分离其下极以形成两侧大阴唇。二期手术间隔 2 个月后进行，以使阴囊皮瓣在第一次术后可以形成充足的血供（图 123-19C）。将术前取下的刃厚皮片覆盖会阴部的皮肤缺损，并缝合至下腹、阴茎及阴囊的皮肤边缘（图 123-20）。在新建的阴道口上缘皮肤上做一小切口，将尿道牵拉至此处，以 4-0 可吸收线将尿道边缘与周围组织边缘缝合（图 123-21）。手术过程结束。术后需包裹压迫植皮手术区（图123-22）。

　　术后给予患者无渣饮食，长期留置尿管，术后 2 周内每天 2 次给予 500g 环丙沙星抗感染治疗。

变性手术是患者性别转换，即从男性转变为女性的开始。术后 4 周，患者需每天以模具填塞新建阴道进行压迫塑形，直至其开始真正的性生活（图 123-23A～C）。术后完全恢复需 6～8 周。这一变

性手术的术后外观良好（图 123-24A～C）。类似的手术也可应用于两性畸形患者，但患者原有的阴蒂太小，不足以进行全厚皮片移植（图 123-25）。

图 123-1　通过注射雌激素，可使男性 - 女性的变性患者的乳房获得满意的增大效果。一般在使用雌激素 3～6 个月后效果最为明显

图 123-2　拟手术患者在以女性的穿着及方式生活 1 年，并进行 1 年的激素治疗后，需进行一系列的评估。图中患者穿着与正常女性无异

图 123-3　术中患者取膀胱截石位，手术团队需包括妇科、整形及泌尿外科医师

图 123-4　在摆好膀胱截石位前，需用鼓式植皮刀取下刃厚皮片

图 123-5　鼓式取皮机上取下大张刃厚皮，小心保存于湿纱布中，存放于护士的器械车上，以备后续手术使用

图 123-6　在阴阜部位、阴茎根部、阴阜和阴茎的交界处取弧形切口，至阴囊外下，达到 Colles 筋膜水平

图 123-7 也可以于阴囊中线取切口达阴茎腹侧下方皮肤

图 123-8 A. 钝性分离阴茎皮肤与覆盖阴茎鞘的筋膜和阴囊；B. 这部分皮肤被向下拉至与龟头紧密连接处

图 123-9　将阴囊皮肤钝性向下推，将睾丸与阴囊皮肤完全分离

图 123-10　A. 分离后钝性钳夹、切断精索；B. 以 0 号薇乔线结扎精索，切除睾丸

图 123-11　A. 钳夹龟头与阴茎近龟头端，拉起阴茎周围皮肤；B. 切除龟头、阴茎近龟头端及周围皮肤

图 123-12　A. 阴茎鞘已分离，显露尿道；B. 锐性
分离尿道后，重新留置尿管；C. 图中下半部所示为
分离后的阴茎皮肤及其相连的龟头，图中上半部为
阴茎海绵体和尿道

图 123-13　A. 将双侧的阴茎海绵体分离出一个隧道，以直角钳钳夹；B. 将双侧的阴茎海绵体在钳夹处切断

图 123-14　A. 将图中右侧的阴茎海绵体钳夹，以 0 号薇乔线双重缝扎；B. 缩短尿道至尿道球部

图 123-15　在尿道球底部和直肠间做一横切口，于前列腺后方钝性分离出再造阴道的间隙

图 123-16　A. 将全厚阴茎皮管倒插入这一间隙，再造一个阴道。B. 阴茎皮管穿过肛提肌，完全倒插入分离的间隙，形成阴道。C. 龟头将位于带蒂皮管的顶端，成为再造的宫颈。内诊时，其视觉与触觉效果均类似宫颈

图 123-17　A. 将尿道进一步缩短并修整；B. 将尿道与周围结缔组织固定，随后表面刃厚植皮

图 123-18　将新造的阴道以凡士林纱布填塞

图 123-19　A. 将空虚的阴囊皮肤向上方缝合至新建的阴道入口边缘和 Colles 筋膜，并固定在周围结缔组织上；B. 如果阴囊皮肤没有分开，可将其完整保留 2 个月，在二期手术切开再缝合，以形成两侧阴唇，这种延迟有利于阴囊皮肤形成充足的血供；C. 如果阴囊已经从中线切开，两侧组织可以分别缝合形成双侧的大阴唇

图 123-20　将术前取下的刃厚皮片移植覆盖新阴道的上方的皮肤缺损。在新建的阴道口上缘皮肤做一小切口，将尿道牵拉至此处，以 3-0 或 4-0 可吸收线将尿道边缘与周围组织边缘缝合。注意：需保证皮肤开口足够大，以防止尿道口狭窄

图 123-21　以 3-0 薇乔线将术前取下的皮片缝合至周围皮肤边缘，修剪去多余皮片

图 123-22　以碘仿纱布打包以适当压力压迫植皮区

图 123-23　A. 一般在术后 6 周左右，待患者新建的阴道术后切口愈合后，患者需以不同型号的硅胶阴道模具填塞阴道进行压迫塑形；B. 图片显示教患者如何润滑并放置阴道模具；C. 患者须持续于阴道内放置模具直至其开始规律的性生活，假体需每日 1 次或每日 2 次取出并清洗

图 123-24　A. 术后 12 周会阴外观图，会阴和阴道外观接近正常；B. 标准窥器可自如地放置入新造的阴道；C. 原始性别为男性的患者在变形术后呈现正常女性外观

图 123-25　图中显示一名两性畸形患者，其染色体核型为 XY。其阴茎过小，尿道开口于阴茎底部

（毕　晔 译 穆 蘭 校）